WESTEND

Professor Dr. med. Martin Middeke

DIE ALTERSFORMEL

Wie uns eine gute Durchblutung gesund hält

WESTEND

Impressum

Mehr über unsere Autoren und Bücher:
www.westendverlag.de

Die Deutsche Nationalbibliothek verzeichnet diese Publikation in der Deutschen Nationalbibliografie; detaillierte bibliografische Daten sind im Internet über http://dnb.d-nb.de abrufbar.

FSC www.fsc.org
MIX
Papier | Fördert gute Waldnutzung
FSC® C014889

ISBN: 978-3-98791-312-9
1. Auflage 2025

Umschlaggestaltung: Buchgut, Berlin
Satz: Publikations Atelier, Weiterstadt
Druck und Bindung: Friedrich Pustet GmbH & Co. KG,
Gutenbergstraße 8, 93051 Regensburg
Printed in Germany

Jung zu sein, ist kein persönliches Verdienst, wohl aber jung und leistungsfähig zu bleiben bis ins hohe Alter – vom Hirn bis in die Beine. Dafür sorgt eine gute Durchblutung vom Großhirn bis in den kleinen Zeh.

Für Christiane.

Inhalt

Vorwort

Wer von uns möchte nicht alt werden und bis ins hohe Alter fit und gesund bleiben? Bisher gibt es noch keine Pille, die den Alterungsprozess unseres Körpers wirksam aufhalten kann. Trotzdem werden heutzutage immer mehr Menschen alt, einige auch sehr alt, und bleiben dabei relativ gesund. Das liegt nur zu einigen wenigen Prozent an »guten Genen«, ablesbar etwa daran, wie alt unsere Vorfahren geworden sind. Den größten Beitrag leistet unser Lebensstil. Ein »richtiger« – oder vielleicht besser – »angemessener« Lebensstil, über den dieses Buch Auskunft gibt, wirkt tatsächlich wie eine gute Pille, die alle positiven Wirkungen in sich vereinigt und dabei keine unangenehmen Begleiterscheinungen hat.

Für mich als Spezialist für Bluthochdruck, auch Hypertonie genannt, steht der Erhalt einer guten Durchblutung vom Großhirn bis zum kleinen Zeh – und somit aller Organe – an erster Stelle für ein gesundes Altern. Denn die Beeinträchtigung der Durchblutung und die mangelnde Blutversorgung unserer lebenswichtigen Organe verursachen letztlich die meisten Herz-Kreislauf-Erkrankungen, wie etwa Herzinfarkt, Schlaganfall und Nierenversagen. Diese wiederum sind die bei weitem häufigsten Todesursachen bei Männern und Frauen in der westlichen Welt.

Eine gute Durchblutung stärkt darüber hinaus unser Immunsystem und schützt uns vor Infektionen. Denn im Blut werden die weißen Blutkörperchen und Botenstoffe zur Infektabwehr transportiert. Ein angemessener Lebensstil kann uns auch vor bösartigen Erkrankungen schützen.

Das nennen wir Prävention. Dazu gibt es zahlreiche Untersuchungen.

Um zu verstehen, wie unser Lebensstil seine positiven oder negativen Wirkungen entfaltet, ist es wichtig, zunächst die Abläufe in unserem Kreislaufsystem zu erläutern. Eine wesentliche Rolle kommt dabei dem wunderbaren Zusammenspiel der Funktionseinheit von Herz, Lunge und Blutgefäßen als Schlüssel für eine optimale Durchblutung und körperliche Leistungsfähigkeit zu.

Danach betrachten wir die spezielle Rolle der Blutgefäße, denn das Gefäßalter spiegelt gut das Alter des Gesamtorganismus wieder. Neue Erkenntnisse über den Zusammenhang von Alter, Geschlecht, Körpergröße, Gefäßfunktion und Sterblichkeit bestätigen diese Sichtweise.

Erstmalig beschreibe ich in diesem Buch, welchen Einfluss das Geschlecht und die Körpergröße auf die Gefäßfunktion, und damit auf die Herz-Kreislauf-Erkrankungen hat. Hieraus ergeben sich innovative Ansätze für die Prävention von Herz-Kreislauf-Erkrankungen, und für die Aktivierung der Selbstheilungskräfte unseres Organismus.

Das Buch erläutert, an welchen Stellschrauben wir drehen können, um unseren Körper dazu zu bringen, diese Potenziale zur Selbstheilung zu aktivieren und den Alterungsprozess zu verlangsamen. Das vermag uns keine Pille und keine Maschine abzunehmen, auch keine künstliche Intelligenz. Nur wenn wir unser eigenes Gehirn benutzen, um die Zusammenhänge in unserem Organismus zu begreifen, können wir Krankheiten verhindern und gesund alt werden.

Zu begreifen gilt es dabei, welche entscheidende Rolle die Regulation von Herzfrequenz, Atmung und Blutdruck für eine optimale Durchblutung und somit für eine optimale Versorgung aller Organe mit ausreichend Sauerstoff und Nährstoffen spielt. Ohne elastische Blutgefäße, eine gute Pumpfunktion des Herzens und eine normale Lungenfunktion ist keine ausreichende Blutversorgung unseres Körpers möglich.

Mein Ziel ist aufzuzeigen, wie Sie die Elastizität Ihrer Blutgefäße sowie Ihres Herzens erhalten und dadurch eine frühe Alterung oder vorzeitige Herz-Kreislauf-Erkrankungen verhindern können. Die Atmung ist in dem Zusammenspiel am einfachsten zu beeinflussen, um immer wieder eine tiefe Entspannung für das gesamte Herz-Kreislauf-System zu erreichen.

Zur Veranschaulichung – und um dem Interessierten ein möglichst einfaches und erreichbares Ziel zu geben – habe ich auf dem Hintergrund des Erläuterten und meiner praktischen Erfahrung die »Formel« HAB 60-6-120© (Englisch: H2B 60-6-120©) entwickelt, welche die optimalen Zielgrößen folgendermaßen zusammenfasst:

- **H**erzfrequenz (Puls) = 60 Schläge pro Minute,
- **A**temfrequenz = 6 mal atmen pro Minute,
- **B**lutdruck = 120 mmHg systolisch.

Der systolische Blutdruck misst den Druck, wenn der Herzmuskel sich zusammenzieht und das Blut in die Gefäße pumpt. Er wird hier als Zielgröße genommen, weil er die Gefäßelastizität oder -steifigkeit am besten widerspiegelt. Der diastolische Blutdruck ist dabei von untergeordneter Bedeutung.

Diese Formel, die ich »Altersformel« nenne, darf durchaus als Imperativ verstanden werden, denn die Werte zu erreichen und zu halten, gestaltet sich mit zunehmendem Alter immer schwieriger. Deshalb zeige ich, wie man die Zielgrößen auch im Laufe der Jahre noch anpassen kann. Selbst HAB 70-7-140 können unter Umständen immer noch sehr gute, weil realistische Zielwerte sein.

Meine Erfahrungen aus jahrzehntelanger ärztlicher Tätigkeit und der Forschung zur Blutdruckregulation, die ich mit diesem Buch weitergeben möchte, sagen mir, dass es in vielen Fällen mit Motivation und praktischen Hilfestellungen für einen gesunden Lebensstil leider nicht getan ist. Meinem ganzheitlichen medizinischen Ansatz folgend, lege ich daher einen besonderen Schwerpunkt auf den Umgang mit Stress, einem wesentlichen Risikofaktor für Herz-Kreislauf-Erkrankungen. Die Messung der Herzratenvariabilität ist ein guter Stress-Indikator, und steht dank moderner Medizintechnik auch für die Selbstmessung zur Verfügung.

Zudem weiß ich, dass viele Patientinnen und Patienten, die bereits an Herz-Kreislauf-Erkrankungen leiden, auf Medikamente angewiesen sind, und oft Probleme mit der richtigen Einnahme haben. Daher bespreche ich die medikamentösen Möglichkeiten, mit denen sich die angestrebte »gute Durchblutung vom Großhirn bis zum kleinen Zeh« auch bei Vorerkrankungen und bis ins hohe Alter erhalten lässt.

Last but not least: Blutdruckmedikamente können, um die Zielgröße 120 – oder 140 – zu erreichen beziehungsweise zu halten, von überragender Bedeutung sein. Denn ein erhöhter Blutdruck betrifft circa 20 Millionen Menschen in Deutschland und ist *der* Hauptrisikofaktor für Herz-Kreislauf-Erkrankungen. Überhaupt stellt die Blutdrucksenkung die erfolgreichste präventive Maßnahme im gesamten Medizinbereich dar. Deshalb präsentiere ich die neuesten Erkenntnisse auch aus eigener Forschung zu den Themen »arterielle Hypertonie« und »Gefäßfunktion« und zeige die Konsequenzen für eine optimale Therapie der verschiedenen Hochdruckformen auf.

Mit diesem Buch hoffe ich, über meine ärztliche Tätigkeit hinaus, vielen Menschen einen Erkenntnisgewinn für ein langes und gesundes Leben zu vermitteln, und dabei einen Beitrag zur Reduktion von Herz-Kreislauf-Erkrankungen leisten zu können.

Prof. Dr. med. Martin Middeke, Berlin im Juli 2024

Einleitung: »Unser Leben währet siebzig Jahr«

Hieronymus Makropoulos war der Leibarzt des österreichischen Kaisers Rudolph II. Dieser wollte unsterblich sein und verlangte hierfür eine Rezeptur. Er traute dem Medikament aber nicht und wurde auch nur 60 Jahre alt. Elina, Makropoulos' Tochter, hatte dagegen keine Bedenken und probierte die Rezeptur erfolgreich aus. Sie war eine berühmte Opernsängerin, lebte über 300 Jahre und blieb dabei auch noch jung und schön. Schließlich wurde sie des langen Lebens überdrüssig und vererbte das Rezept einer jungen Nachwuchssopranistin. Soweit die Oper »Die Sache Makropoulos« von Leos Janacek, basierend auf dem Märchen des tschechischen Schriftstellers Karel Capek.

»Unser Leben währet siebzig Jahr, und wenn es hochkommt, so sind's achtzig ...« So steht es im Alten Testament, Psalm 90,1. Etwas länger darf es heute schon sein. Wie es allerdings Methusalem, der Großvater Noahs, auf 969 Jahre gebracht hat, verschweigt uns die Bibel. Er starb kurz vor der Sintflut, mit der Gott die »Reset-Taste« drückte. Alle zehn biblischen Urväter seit Adam, dessen Leben 930 Jahre währte, und Noah wurden ähnlich alt. Wenn nun aber alle weiteren Nachkommen auch dies biblische Alter erreicht hätten, wäre es schon damals sehr eng geworden auf der Erde. Die Sintflut mag deshalb wohl eine mögliche Zäsur zur Begrenzung der Weltbevölkerung gewesen sein.

Das maximale Lebensalter der heutigen »Supercentenarier«, also der Menschen, die mindestens 110 Jahre alt werden, erhöhte sich rapide zwischen den 1970er-Jahren und den frühen 1990er-Jahren, und erreichte ein Plateau um 1995. Im Jahr 1997 starb Jeanne Louise Carmet, geboren 1875 in Arles, Frankreich, im Alter von 122 Jahren. Das ist tatsächlich bis heute die längste dokumentierte Lebensdauer in der Geschichte. Die natürliche Obergrenze eines Menschenlebens liegt bei 120 Jahren. Alles, was darüber hinaus geht, ist derzeit nur Wunschdenken – oder auch ein Albtraum.

Ein Grund für den deutlichen Zuwachs der äußerst langlebigen Menschen in der zweiten Hälfte des letzten Jahrhunderts ist die Kenntnis der Risikofaktoren für Herz-Kreislauf-Erkrankungen und die Entwicklung gut wirksamer Therapien seit dem Ende des Zweiten Weltkrieges; exemplarisch etwa der Blutdruck- und Lipidsenker sowie nicht medikamentöser Maßnahmen.

Eine Pille, die den Alterungsprozess unseres Körpers wirksam aufhalten kann, gibt es bisher nicht. Lebensverlängerung mit verschiedenen Substanzen gelingt bisher nur bei Mäusen. Wir sind aber keine großen Mäuse, und diese Erkenntnisse daher für uns noch nicht relevant. Sehr wohl wissen wir heute allerdings, wie wir die Sterblichkeit durch Herz-Kreislauf-Erkrankungen deutlich verringern und eine vorzeitige Alterung unseres Gefäßsystems verhindern können.

Trotzdem sind Herz-Kreislauf-Erkrankungen nach wie vor die bei weitem häufigste Todesursache in der westlichen Welt. Das gilt gleichermaßen für Männer und Frauen. Um diese Situation zu verbessern, hat das Gesundheitsministerium 2024 das Gesunde-Herz-Gesetz (GHG) auf den Weg gebracht. Nun ist unser Herz aber meistens ganz unschuldig. Vielmehr wird es geschädigt durch eine schlechte Durchblutung und muss bei Millionen Menschen gegen einen erhöhten Blutdruck in den Arterien arbeiten. Daher sollte das Augenmerk primär auf der Gefäßgesundheit liegen. So können Herz-Kreislauf-Erkrankungen besser verstanden und verhindert werden. Das möchte ich mit diesem Buch bewerkstelligen.

Die Erkenntnis, dass der Mensch so alt ist wie seine Gefäße, stammt übrigens von Thomas Sydenham, dem »Vater« der englischen Medizin. Seine Parole: »A man is as old as his arteries« formulierte er bereits im 17. Jahrhundert. Das gilt selbstverständlich nicht nur für Männer. Aber, wie wir heute wissen, gibt es deutliche geschlechtsspezifische Unterschiede in der Entwicklung einer Gefäßsteifigkeit. Gemeint sind die Arterien, die den Gesamtorganismus mit Sauerstoff und Nährstoffen versorgen. Widmen wir uns also zunächst dem Blutkreislauf und der Gefäßfunktion.

Über Gefäße, Herz und Lunge: Was unseren Körper am Laufen hält

So funktioniert unser Kreislauf

Wir beginnen unsere Reise durch das Herz-Kreislauf-System des Menschen mit den Blutgefäßen, also den Arterien, Kapillaren und Venen, die das Blut durch den Körper transportieren.

Gefäßalter und Physiologie

Wir können heute das Alter der Arterien beispielsweise mittels Pulswellenanalyse bestimmen, und so Rückschlüsse auf das biologische Alter des Gesamtorganismus ziehen. Elastische Arterien sind notwendig für eine gute Durchblutung aller Organe, und sorgen für die optimale Versorgung mit Sauerstoff und Nährstoffen.

Im 17. Jahrhundert begründete der englische Arzt William Harvey mit seiner Publikation »Die Bewegung des Herzens und des Blutes bei Lebewesen« die moderne Kreislauftheorie. Darin erklärte er die Blutzirkulation und die Bedeutung von Systole und Diastole, also der Anspannungs- und Entspannungsphase des Herzens. Unser gesamtes biologisches Leben verläuft in Rhythmen, in Anspannung und anschließender Entspannung – wenn es gut läuft. Die rhythmische Tätigkeit des Herzens ist hierfür das beste Beispiel. Sie bildet die Grundschwingung unseres Herz-Kreislauf-Systems.

Zwei Nervensysteme repräsentieren die Anspannung und Entspannung. Sie wirken am Herzen und an den Gefäßen: der *Sympa-*

thikus als Anspannungsnerv und der *Parasympathikus* als Entspannungsnerv. Eine erhöhte Aktivität des sympathischen Nervensystems führt zu einer vermehrten Ausschüttung der Stresshormone Adrenalin und Noradrenalin. Dies hat einen Anstieg der Herzfrequenz und des Blutdrucks durch die Verengung der Gefäße zur Folge. Dagegen zügelt der Vagusnerv – ein wichtiger Ast des *Parasympathikus* – die Herztätigkeit und entspannt die Gefäße.

Der Münchner Physiologe Otto Frank untersuchte das Zusammenspiel von Herzfunktion und Gefäßen Anfang des 20. Jahrhunderts genauer und leitete die Pulswellen von elastischen und steifen Arterien ab. Er beschrieb erstmalig, dass im Verlauf der Aorta die Druckwelle aus dem Herzen an der Gefäßwand der Aorta reflektiert wird und teilweise zum Herzen zurückläuft. Nicht das Blut fließt zurück, sondern die Druckwelle.

Zudem maß Frank erstmalig die Pulswellengeschwindigkeit mit sieben Metern pro Sekunde – bei einem Hund. So legte er bereits vor über 100 Jahren den Grundstein für die moderne Pulswellenanalyse. Die Pulswellengeschwindigkeit ist heute ein sehr guter Marker für die Gefäßelastizität beziehungsweise -steifigkeit. Bei uns Menschen gilt ein Wert ab circa zehn Metern pro Sekunde als Hinweis auf eine Gefäßsteifigkeit in Abhängigkeit von der Messmethode. Dabei sind verschiedene Faktoren wie der aktuelle Blutdruck und die Herzfrequenz zu berücksichtigen.

Wir kennen die wichtigsten Risikofaktoren, die zu einer Versteifung der Gefäße und zur Arteriosklerose führen und die Durchblutung beeinträchtigen. Es gilt sie zu erkennen, zu eliminieren oder zu behandeln, um eine vorzeitige Alterung und Versteifung der Arterien zu verhindern.

Man kann den Lauf der Pulswelle mit der Ausbreitung von Wellen vergleichen, wenn ein Stein ins Wasser geworfen wird: Das Wasser selbst breitet sich nicht aus, sondern nur die ausgelöste Welle. Ähnlich ist es mit der Druckwelle, die vom Herzen ausgeht. Der Druckimpuls läuft über die Arterienwände von der Aorta in die Peripherie. Das Blut selbst fließt sehr viel langsamer. Trifft eine Wasserwelle plötzlich auf eine Kaimauer, wird sie abrupt zurückgeworfen. Dagegen verläuft sie sich am Strand langsam im Sand. Ähnlich wie die Wasserwelle verläuft die Pulswelle bei elastischen Gefäßen gedämpft in die Peripherie und ins Gewebe. Bei erhöhter Steifigkeit und Arteriosklerose der Aorta wird sie an der Gefäßwand reflektiert – ähnlich wie die Wasserwelle an der Kaimauer –, läuft zum Teil als retrograde Welle zurück zum Herzen, und erhöht dort zusätzlich den Druck. Das bezeichnet man als Augmentation des systolischen Druckes.

Von EVA und ADAM

So wie wir leider äußerlich sichtbar altern, so unterliegen auch unsere inneren Organe einem Alterungsprozess und verlieren mit der Zeit an Funktionstüchtigkeit. Zudem erleiden unsere Gefäße eine gewisse »Materialermüdung« und verlieren an Elastizität. Der Verlust der Elastizität und die Zunahme der Versteifung verläuft besonders schnell, wenn die Gefäß-Risikofaktoren nicht erkannt und behandelt werden.

Eine frühe Alterung und Versteifung der Arterien bei schlechter Risikokonstellation und einem ungesunden Lebensstil kann bereits im Kindesalter stattfinden. Das Konzept von EVA (Early Vascular Aging, siehe Abbildung 1) basiert auf den Befunden der modernen Funktionsdiagnostik und der Beschreibung verschiedener Parameter zur Bestimmung der Gefäßsteifigkeit.

Um eine solche frühe Gefäßalterung zu verhindern, kommt ADAM (Aggressive Decrease of Atherosclerosis Modifiers, siehe Abbildung 1) ins Spiel: die aggressive, konsequente und frühe Behandlung der Risikofaktoren für Arteriosklerose sowie Herz- und Gefäßerkrankungen. Mit gut wirksamen und nebenwirkungsarmen Medikamenten ist es möglich, schwerwiegende Ereignisse zu verhindern. Um den Einsatz von Medikamenten zu vermeiden oder zu vermindern, sind im Sinne der Prävention die sogenannten nicht medikamentösen Maßnahmen und Lebensstilfaktoren sehr gut geeignet. Dazu soll dieses Buch anleiten, motivieren und Rat geben.

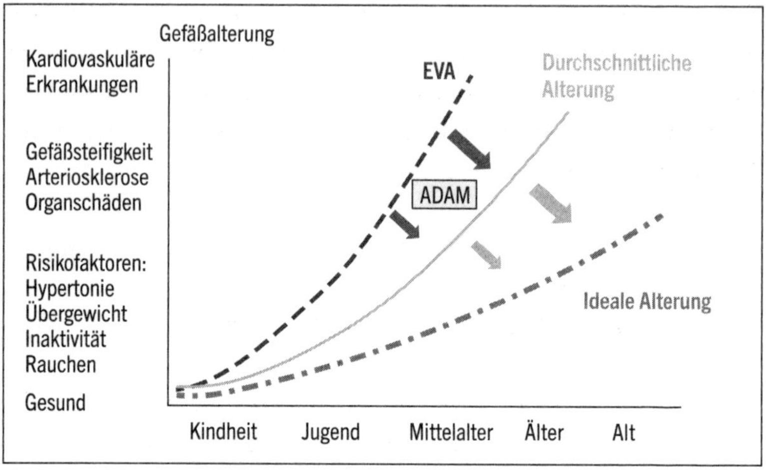

Abb. 1: EVA (frühe Gefäßalterung) und ADAM (aggressive Senkung der Arteriosklerose verursachenden Faktoren). Quelle: Nilsson (2008).

Nicht alle Risikofaktoren greifen alle Gefäße im gesamten Organismus gleichförmig an. Die verschiedenen Arterien im Gehirn, im Auge, im Herzen, den Nieren und in den Extremitäten sind unterschiedlich aufgebaut und reagieren auch unterschiedlich. Beispielsweise ist ein erhöhter Blutdruck der Hauptrisikofaktor für Schlaganfall und Demenz, aber nicht für eine Durchblutungsstörung der Beine. Hier steht Rauchen an erster Stelle.

Bemerkenswert ist, dass es kaum eine schwere Arteriosklerose in den Armarterien gibt. Die Gründe dafür sind bis heute nicht eindeutig geklärt. Neben der unterschiedlichen Schwerkraft in den Armen und Beinen spielt wahrscheinlich auch die im Durchschnitt viel größere Bewegungsaktivität der Arme eine Rolle. Bei unseren Gliedmaßen handelt es sich letztlich um große Hebel, die für Bewegung konstruiert sind. Die Durchblutung wird mittels Aktivität verbessert und die Gefäßelastizität bleibt erhalten.

Die Bedeutung der Schwerkraft für die Blutzirkulation kann man an den Handvenen leicht selbst überprüfen: Bei herabhängenden Armen füllen sich sichtbar die Venen am Handrücken; hebt man anschließend die Hände zur Schulter über Herzhöhe, entleeren sich die Venen passiv, und das Blut fließt zum Herzen zurück. Wenn wir von Gefäßsteifigkeit und Arteriosklerose sprechen, sind allerdings nicht die Venen gemeint, sondern die Arterien, die Gefäße, die vom Herzen in die Peripherie sowie in jedes Organ führen und eine gute Durchblutung garantieren.

Kurz und knapp

Wenn ausreichend mit Sauerstoff und Nährstoffen angereichertes Blut durch elastische Arterien mit optimalem Blutdruck und laminarer Strömung ohne erhöhten Widerstand in regelmäßigem Rhythmus und mit normaler Herzfrequenz in alle Organe strömt, kann man von einer guten Durchblutung sprechen. Damit sind die wichtigsten Komponenten der Blutzirkulation angesprochen, die im Folgenden beleuchtet werden.

Unser Blutkreislauf ist kein Kreislauf

Wie unser Blut aus dem Gewebe und den Organen zurück zum Herzen fließt, wird bis heute nicht vollständig verstanden. Wie es dagegen ins Gewebe und die Organe gelangt, ist leicht erklärt: Unser Herz pumpt in der Anspannungs- und Austreibungsphase, der Systole, das Blut aus der linken Kammer in die Aorta, die Hauptschlagader, und von hier weiter über die kleineren Arterien und die kleinsten Gefäße, die Kapillaren, ins Gewebe und in alle Organe.

Das Herz ist allerdings keine Umwälzpumpe, und die Pumpleistung reicht nicht als treibende Kraft für den Rückstrom des Blutes aus dem Gewebe über die Venen zurück in die rechte Herzkammer. Harvey hatte das bereits erkannt und schrieb deshalb: »Die Venen selbst führen das Blut immerwährend zum Herzen zurück.«

Das Herz pumpt jeweils so viel Blut in den Kreislauf, wie aus dem Gewebe von den Venen zurückströmt. Lässt seine Pumpfunktion nach – das nennt man Herzinsuffizienz –, staut sich das Blut vor dem Herzen und zurück bis ins Gewebe. Sichtbar wird das als Schwellung der Beine, auch Ödeme genannt.

Was sind die Triebkräfte für den kontinuierlichen Rückstrom in die Venen, die den Blutkreislauf schließen? Kapillarität bezeichnet das physikalische Phänomen, dass in sehr dünnen Röhren die Flüssigkeit durch Adhäsion an den Gefäßwänden hochsteigt: je dünner die Röhren, umso höher. Ähnliches geschieht in unseren Kapillaren. Zudem findet im Gewebe fast in jeder Zelle und an jeder Zellmembran ein aktiver Austausch von Flüssigkeit statt. Aus der Summation dieser Transportleistungen im ganzen Körper und seinem Kapillarsystem ergibt sich eine Vorstellung von dem Volumen, welches als venöser Rückstrom über die kleinsten Venolen aus dem Gewebe drainiert wird, über die größeren Venen und letztlich über die große Hohlvene zum Herzen zurückfließt. So kann man den aktiven Rückstrom über die Venen unabhängig von anderen Faktoren wie Körperlage und Schwerkraft, die Muskelpumpe beispielsweise der Wadenmuskulatur oder die Sogwirkung des Zwerchfells bei der Einatmung erklären. Dies schließt den sogenannten großen Kreislauf.

Als kleiner Kreislauf oder Lungenkreislauf wird die Zirkulation des Blutes von der rechten Herzkammer über die Lunge in die linke Herzkammer bezeichnet. Dabei findet der sogenannte Gasaustausch statt, das heißt Kohlendioxid wird aus dem Blut in die Lungenbläschen abgegeben und ausgeatmet, während parallel Sauerstoff aus der Lunge ins Blut aufgenommen wird. Den beiden großen Herzkammern sind jeweils zwei kleinere Kammern, die Vorhöfe, vorgeschaltet. Die vier Herzklappen geben die Richtung an und regulieren so den Blutstrom. Sie verhindern auch ein Zurückfließen, jeweils von den Vorkammern in die Hauptkammern und von der Aorta zurück in das Herz. Das Herz, die Gefäße und die Lunge bilden eine wunderbare Funktionseinheit zur optimalen Versorgung unseres gesamten Organismus.

Die Aufnahme der Nährstoffe in den Kreislauf erfolgt durch den sehr gut durchbluteten Darm. Unser Blut transportiert nicht nur den Sauerstoff und die Nährstoffe in alle Organe, sondern auch Hormone, Enzyme und Immunzellen an die notwendigen Wirkungsorte im gesamten Organismus.

Von der Brustaorta über die großen und kleinen Arterien, Kapillaren und Venolen bis hin zu den Venen beträgt die Gesamtlänge des menschlichen Gefäßsystems circa 100 000 Kilometer. Im Vergleich kommt das deutsche Schienennetz nur auf etwa 40 000 Kilometer. Wollen wir Staus, Verspätungen und Chaos vermeiden, sollten wir gleichsam dafür sorgen, dass unser Gefäßnetz gut gepflegt und instandgehalten wird.

Ein gleichmäßiger Blutfluss ist gut

Für eine gute Durchblutung aller Organe ist ein gleichmäßiger »laminarer« Blutfluss durch die Gefäße, ohne große Druckschwankungen, wichtig. Wäre unsere Brustschlagader, die Aorta, ein starres Rohr, würde das Blut als Folge der rhythmischen Pumpaktivität des Herzens ungleichmäßig und ruckartig in die Organe strömen. Solange aber die Aorta elastisch ist, nimmt sie die Druckwelle und das Blut aus dem Herzen auf, dehnt sich und gibt den Druck gedämpft und mit gleichmäßiger Strömung des Blutes in das Gefäßsystem weiter.

Die Brustschlagader setzt dieser Dehnung einen Widerstand entgegen und hat das Bestreben, wieder in die Ruhelage zurückzukehren. Sie transportiert somit selbst die aus dem Herzen ausgeworfene Blutmenge weiter in Stromrichtung. Die Aorta wird daher auch als »zweites Herz« bezeichnet. Sie kann einen niedrigen Druck aus dem Herzen aufnehmen und sogar noch erhöhen, wie beispielsweise bei Jugendlichen und jungen Erwachsenen, wenn die Brustschlagader sehr elastisch ist und dort niedriger oder normaler Blutdruck herrscht. Sehr ausgeprägt findet man dieses Phänomen mit erhöhtem systolischem Druck in der Armarterie und normalem Druck in der Aorta bei der gutartigen juvenilen systolischen Hypertonie, auf die ich später noch ausführlich zu sprechen kommen werde (siehe S. 81).

Mit zunehmendem Alter und der damit einhergehenden Abnahme der Gefäßelastizität nimmt die laminare Strömung ab, die »ruckartige« Strömung aus dem Herzen nimmt zu, und dringt mit systolischen Blutdruckspitzen bis in die Kapillaren, die kleinen Haargefäße der Organe, beispielsweise in die Nieren vor. Dieser »pulsatile« Druck führt zur Schädigung der kleinen Nierengefäße, und verschlechtert die Durchblutung der Nieren. So wird verständlich, warum ein hoher systolischer Blutdruck ein wesentlicher Risikofaktor für die Entstehung einer Nierenschädigung ist.

Die Abnahme der laminaren Strömung des Blutes und die Zunahme der hohen Pulsationen führen auch zu Schäden in der Mikrozirkulation anderer Organe, beispielsweise der Netzhaut am Augenhintergrund. Hier kann es zum Glaukom, auch grauer Star genannt, und zu Gesichtsfeldausfällen kommen.

Treibende Kraft der Durchblutung ist der Blutdruck. Dieser wird ständig und mit jedem Herzschlag im Zusammenspiel von Hormonen und Nervenimpulsen und der Gefäßweite reguliert. Eine Verengung der Gefäße bedeutet eine Blutdrucksteigerung, eine Erweiterung eine Blutdrucksenkung. Beides kann innerhalb von Sekunden geschehen und ist notwendig, um den Kreislauf reflexartig den akuten Erfordernissen in jeder Lage anzupassen, beispielsweise damit einem beim Aufstehen nicht schwindelig wird. Blutdruckschwankungen sind daher notwendig und in gewissem Umfang ganz normal.

Dickes Blut ist schlecht

Die Fließeigenschaft des Blutes wird wesentlich bestimmt durch die anteilige Zusammensetzung mit Zellen und Flüssigkeit, dem sogenannten Blutplasma. Der Hämatokritwert im Blutbild gibt Auskunft über den Prozentsatz fester Blutbestandteile wie rote und weiße Blutkörperchen. Je höher er liegt, um so dicker und zähflüssiger das Blut.

Eine erhöhte Anzahl roter Blutkörperchen, auch Erythrozyten genannt, wird als Polyglobulie bezeichnet. Das ist prinzipiell eine harmlose Störung, die aber die Viskosität des Blutes erhöht und somit dessen Fließeigenschaft beeinträchtigt und den Blutdruck erhöhen kann. Hier vermag eine Aderlasstherapie den Fluss zu verbessern und den Blutdruck zu senken. So wird die Durchblutung aller Organe verbessert. Der Aderlass war lange Zeit, vor der Entwicklung von Blutdruckmedikamenten, eine gängige medizinische Maßnahme, um einen erhöhten Blutdruck zu senken.

Bei der selteneren *Polycythaemia vera* sind sowohl die Erythrozyten als auch die Leukozyten, also die roten und weißen Blutkörperchen, und eventuell auch die Thrombozyten, die Blutplättchen, erhöht. Das beeinträchtigt die Fließeigenschaften des Blutes und erhöht den Blutdruck. Hier ist eine Aderlasstherapie notwendig, um den Blutdruck zu senken und Thrombosen zu vermeiden. Die Erkrankung ist erblich.

Gerinnungshemmer führen übrigens nicht, wie oft laienhaft ausgedrückt, zu einer »Blutverdünnung«, sondern zu einer Hemmung der Blutgerinnung. So schützen sie vor Thrombosen und Embolien beispielsweise bei Herzrhythmusstörungen wie dem Vorhofflimmern.

Damit ist die Funktionsweise unseres Kreislaufs in den wesentlichen Zügen erklärt.

Mit Herz im Einsatz

Nach den Blutgefäßen widmen wir uns nun dem menschlichen Herzen, der Pumpe, die den Bluttransport durch die Gefäße erst ermöglicht.

Die Herzarbeit in Zahlen

Tagein, tagaus, 24 Stunden lang, pumpt unser Herz ohne unser Zutun Blut in alle Organe und hält uns so am Leben. Es hängt aber an uns, ob es sich dabei leichttut oder ob es Schwerstarbeit leisten muss, beispielsweise bei hohem Blutdruck oder Stress.

In Abhängigkeit von der Frequenz schlägt unser Herz circa 100 000 mal in 24 Stunden. Bei 80 Schlägen pro Minute wären es 115 000, bei 60 nur 86 000 Herzaktionen. Mit jedem Herzschlag pumpt die linke Herzkammer circa 70 Milliliter Blut, das sogenannte Schlagvolumen, in die Brustaorta und von dort weiter in alle Organe. Das an einem Tag gepumpte Volumen entspricht etwa einem Tanklastwagen voll Blut!

Frauen pumpen mit ihren durchschnittlich etwas kleineren Herzen entsprechend eine etwas geringere Blutmenge. Sie kompensieren das Herzminutenvolumen, das sich aus Schlagvolumen mal Herzfrequenz errechnet, mit einer etwas höheren Frequenz. Dazu reichen bereits wenige Schläge mehr pro Minute.

Unser Herz arbeitet ständig für uns und pumpt unaufhörlich das Blut während der Systole in den Kreislauf. Die Natur hat es so eingerichtet, dass sich ein gesundes Herz in der Diastole jeweils sehr gut entspannen kann. Auch ist die Dauer der Diastole normalerweise etwas länger als die der Systole. Somit verfügt das Herz, salopp gesprochen, über mehr Pausen- als Arbeitszeit.

Den eigenen Herzschlag spürt man selbst am besten im Bett in Linksseitenlage, wenn das Herz mit jeder Aktion an die Brustwand stößt. Dieses »Herzklopfen« entspricht der Mechanik des Pumpvorganges und ist per se kein krankhaftes Symptom.

Erhöhte Herzarbeit und Blutdruck

Hoher Blutdruck oder Hypertonie entsteht entgegen einer weit verbreiteten Meinung nicht im Herzen, sondern in den Gefäßen. Doch das Herz wird geschädigt, wenn es dauerhaft mit erhöhtem Druck mehr arbeiten muss, um das Blut in die verengten und starren Gefäße zu pumpen. Zum Aufbau und zur Aufrechterhaltung des erforderlichen Drucks verdickt sich der Herzmuskel. Die Herzkranzgefäße, auch Koronarien genannt, können dann den verdickten Herzmuskel selbst nicht mehr ausreichend mit Blut versorgen. Es entsteht die sogenannte hypertensive Herzerkrankung, bedingt durch erhöhten Blutdruck.

Während der systolische Druck mit zunehmender Gefäßsteifigkeit im Alter weiter ansteigt, nimmt der diastolische Druck mit der fünften Lebensdekade kontinuierlich ab. Das ist insofern schlecht für die Herzdurchblutung, weil diese vorwiegend in der Entspannungsphase, der Diastole, erfolgt, und ein zu niedriger Druck für eine optimale Perfusion der Herzkranzgefäße nicht mehr ausreicht. Besonders relevant wird dies, wenn bereits eine koronare Herzerkrankung vorliegt, das heißt eine Arteriosklerose der Herzkranzgefäße. So lässt sich verstehen, warum insbesondere der Herzmuskel durch den erhöhten systolischen und einen niedrigen diastolischen Blutdruck unter 70 mmHg Schaden nimmt und es zur Entstehung einer Herzinsuffizienz kommen kann.

Die Herzkranzgefäße selbst werden vorwiegend durch Rauchen, Fett- und Zuckerstoffwechselstörungen geschädigt; das führt zur Entstehung der sogenannten koronaren Herzerkrankung (KHK). Die Arteriosklerose der Herzkranzgefäße hat eine Minderdurchblutung des Herzmuskels und einen Sauerstoffmangel zur Folge. Das kann beispielsweise bei körperlicher Anstrengung als typischer Herzschmerz – *Angina pectoris* – hinter dem Brustbein mit eventueller Ausstrahlung in den linken Arm verspürt werden. Die Symptomatik mag sich bei Frauen auch »untypisch« mit enormer Abgeschlagenheit und Oberbauchbeschwerden äußern.

Bei einem vollständigen Verschluss einer Kranzarterie kommt es zum Herzinfarkt, und ein Bereich des Herzmuskels stirbt ab, wenn nicht rechtzeitig eine Wiedereröffnung des Gefäßes erfolgt.

Die Herzarbeit wird bei unterschiedlichen Belastungen über eine Erhöhung des Blutdrucks oder eine Steigerung der Herzfrequenz erbracht. Dabei bedeutet ein erhöhter Druck eine vergleichsweise stärkere Belastung für das Herz als eine gesteigerte Frequenz. Umgekehrt ist eine Steigerung der Herzfrequenz für das Herz vergleichsweise weniger anstrengend als eine Erhöhung des Blutdrucks.

Bei Bewegungsaktivität wie Laufen wird die Herzarbeit mit einer Steigerung der Frequenz geleistet, beim Einsatz von Kraft steigt hingegen der Blutdruck an. Daher werden die Bewegungsaktivitäten bevorzugt für ein Herz-Kreislauf-Training empfohlen. Beim Krafttraining sind das Gewicht und die Zahl der Wiederholungen entscheidend. Übungen in moderatem Umfang sind auch im Alter möglich und notwendig zum Erhalt der körperlichen Leistungsfähigkeit und der Muskelkraft.

Ein Hertz ist optimal

Genau 60 Herzschläge pro Minute entsprechen einer Frequenz von einem Hertz – optimal für eine gute Durchblutung. Bei dieser Frequenz in Ruhe ist das Zusammenspiel zwischen Herzarbeit und Fortleitung der bewegten Blutmenge in die Brustaorta und weiter in alle Organe optimal. Herz und Brustaorta arbeiten dann sozusagen synchron.

Daher geht die Pulsfrequenz von 60 Schlägen pro Minute in meine Altersformel ein. Ein niedriger Ruhepuls ist auch ein ausgezeichneter Hinweis auf einen guten körperlichen Trainingszustand. Die Herzfrequenz kann normalerweise einfach als »Pulsfrequenz« an den Arterien am Handgelenk gemessen werden. Bei bestimmten Formen von Herzrhythmusstörungen ist das allerdings nicht verlässlich. Es kann ein sogenanntes Pulsdefizit auftreten, wobei nicht jede Herzaktion zu einem tastbaren Puls führt. Genau genommen ist der Puls der Druckimpuls, der nach einer Herzaktion an einer Arterie gefühlt werden kann. Dieses Buch verwendet die Begriffe »Puls« und »Herzfrequenz« jedoch synonym.

Der Ruhepuls ist insbesondere abhängig vom Alter und Trainingszustand. Babys haben noch eine Frequenz von bis zu 120 Schlägen pro Minute. Bei körperlicher Belastung muss die Herzfrequenz adäquat, in Abhängigkeit von der Art der Belastung, der Dauer und dem Umfang ansteigen. Ist sie jedoch bereits in Ruhe ständig erhöht, bedeutet dies eine permanente Mehrarbeit für das Herz sowie einen erhöhten Sauerstoff- und Energiebedarf. Allein zehn Herzschläge pro Minute mehr – beispielsweise 80 anstatt 70 – bedeuten in 24 Stunden 14400 Herzaktionen mehr!

Ähnlich wie ein erhöhter Blutdruck ist eine dauerhaft hohe Herzfrequenz ein Risikofaktor für Herz- und Kreislauferkrankungen. Ab einem Ruhepuls von circa 70 Schlägen pro Minute steigt das Risiko bereits gering und ab 80 sogar deutlich an. Bei dauerhaft erhöhten Werten ist eine ärztliche Abklärung angezeigt, um eine bereits manifeste Herz-Kreislauf-Erkrankung oder beispielsweise eine Schilddrüsenüberfunktion auszuschließen. Dann ist auch eine medikamentöse Senkung des erhöhten Pulses notwendig und kann das Risiko abfedern.

Die durchschnittliche Herzfrequenz liegt bei Frauen etwas höher als bei Männern: Eine Untersuchung an 35000 Amerikanerinnen und Amerikanern über 40 Jahren ergab bei Frauen 73 und bei Männern 71 Schläge pro Minute. Eine dänische Zwillingsstudie zeigt, dass ein niedrigerer Ruhepuls mit einer höheren Lebenserwartung einhergeht.

Patienten mit erhöhtem Blutdruck haben im Vergleich zu Menschen mit normalem Blutdruck auch eine durchschnittlich etwas höhere Herzfrequenz. Diese ist insbesondere zu Beginn der Hochdruckkrankheit Ausdruck einer erhöhten Aktivität des sympathischen Nervensystems. Bei Menschen mit einem Blutdruck im oberen Normbereich verheißt eine erhöhte Herzfrequenz ein größeres Risiko, eine Hypertonie zu entwickeln. Für Patienten mit Bluthochdruck ist der gesteigerte Puls ein zusätzlicher unabhängiger Risikofaktor: Eine Erhöhung um jeweils zehn Schläge pro Minute bedeutet eine 14-prozentige Steigerung der Herz-Kreislauf-Sterblichkeit und eine 20-prozentige Steigerung der Gesamtmortalität.

Um einen stark beschleunigten Puls oder ein »Herzrasen« rasch auch ohne Medikamente zu senken, gibt es einige Manöver, die den

Parasympathikus aktivieren, der die Herzrate dämpft: Druck auf die Augäpfel, Eiswasser trinken und Pressatmung! Das heißt tief einatmen, dann die Luft anhalten und die Bauchmuskulatur anspannen. Nach der Pressung sinkt der Druck im Brustkorb und die Herzfrequenz fällt ab.

Drei Milliarden für ein Leben

Es gibt die These, dass alle Säugetiere nur eine begrenzte Anzahl an Herzaktionen in ihrem gesamten Leben haben. Für uns Menschen wären das gemittelt etwa drei Milliarden. Es lohnt sich auf jeden Fall, die Herzfrequenz mit Sport und Bewegung zeitweise physiologisch sinnvoll zu erhöhen, um dann in den viel längeren Ruhephasen eine niedrigere Herzfrequenz zu erreichen: Das rechnet sich! Denn der Ruhepuls lässt sich durch regelmäßige Bewegungsaktivität und sportliche Betätigung dauerhaft senken.

Für zu Hause

Man kann die Pulsfrequenz relativ einfach messen: Das geht beispielsweise an der Halsschlagader unterhalb des Kieferwinkels oder am Handgelenk in der Verlängerung des Daumenballens. Entweder man zählt die Pulsationen über eine ganze Minute oder über 15 Sekunden und multipliziert sie mit vier. Gelegentliche Aussetzer sind meist durch sogenannte Extrasystolen mit einer kleinen Pause bedingt und oft harmlos. Jede Pulsunregelmäßigkeit sollte aber durch ein Elektrokardiogramm (EKG) beim Arzt abgeklärt werden. Dies gilt insbesondere für einen ständig sehr unregelmäßigen Puls als Hinweis auf eine ernste Herzrhythmusstörung. Manche Blutdruckmessgeräte, die auch die Pulsfrequenz messen, zeigen bei Rhythmusstörungen einen entsprechenden Hinweis an.

Herzratenvariabilität ist groß und gut

Eine immer gleiche und starre Herzfrequenz ist ebenso wie ein stets gleicher Blutdruck nicht mit dem Leben vereinbar. Die ständige Variabilität von Herzfrequenz und Blutdruck ermöglicht eine rasche Anpassung des Kreislaufs, in jeder Situation, an alle körperlichen und mentalen Erfordernisse. Dies ist eine wunderbare organische Einrichtung. Die Herzratenvariabilität (HRV) bezeichnet die Variation zwischen jeweils zwei aufeinanderfolgenden Herzschlägen. Je größer sie ist, um so besser ist auch die Anpassungsfähigkeit des Herzens an Belastungen. Die Variabilität lässt mit dem Alter nach, und sie kann bei einigen Erkrankungen, beispielsweise beim *Diabetes mellitus*, sogar aufgehoben sein. Das ist die Folge einer nervalen Störung durch die Zuckerkrankheit.

Die autonome Regulation der HRV erfolgt über die Anspannungs- und Entspannungsnerven *Sympathikus* und *Parasympathikus*. Dabei ist die Herzratenvariabilität so gering, dass sie sich an einem normalen EKG nicht ablesen lässt. Dies ist nur mit einem besonderen Programm und besonderen Gerätschaften möglich.

Die Herzratenvariabilität dient als Indikator für das Stresslevel: Sie ist gering bei hoher Belastung, und sie ist normal oder hoch bei Entspannung.

Die sogenannte respiratorische Sinusarrhythmie kann mit dem normalen EKG gut erfasst werden. In jungen Jahren mag diese gutartige Form der Arrhythmie sehr ausgeprägt sein – hier ist sie ein Zeichen für eine sehr gute Anpassungsfähigkeit des Herzens. Die Zunahme der Herzfrequenz bei der Einatmung und die Abnahme bei der Ausatmung zeigen die enge Verbindung zwischen Atmung und Herzfunktion.

»Mein Blutdruck schwankt so ...«, das habe ich oft von meinen Patientinnen und Patienten gehört. Sie sind beunruhigt, weil beispielsweise bei Selbstmessungen unterschiedliche Werte herauskommen. Meist ist der Blutdruck bei der ersten Messung höher als bei den darauffolgenden. Der Blutdruck reagiert hier auf die innere Anspannung und Erwartungshaltung mit einem abrupten Anstieg und kann nach Entspannung rasch wieder absinken.

Blutdruckschwankungen sind normal

Der Blutdruck ist ständig in Bewegung und oszilliert spontan mit einer niedrigen Frequenz von 0,1 Hertz, also einmal alle zehn Sekunden. Diese sehr geringen Grundschwankungen sind mit normalen Blutdruckmessverfahren nicht erfassbar und für die klinische Diagnostik auch nicht relevant. Doch ermöglicht die Variabilität von Blutdruck und Herzfrequenz, dass der Kreislauf und damit die Durchblutung sehr schnell und optimal an jede Änderung der Körperlage, der körperlichen und mentalen Aktivitäten und somit alle Erfordernisse des Alltags angepasst werden kann.

Mit jeder Herzaktion wird ein unterschiedlicher Blutdruck in die Gefäße gepumpt. Der Unterschied kann minimal oder innerhalb von wenigen Herzschlägen sehr groß sein – wenn notwendig. Daher ist es möglich, auch bei mehrfacher Selbstmessung des Blutdrucks sehr unterschiedliche Werte zu erfassen. Das muss per se noch kein krankhafter Befund sein. Meist ist der Blutdruck bei der ersten Messung höher als bei den Folgemessungen nach ein bis zwei Minuten. Der Grund hierfür besteht in einer gewissen Anspannung und negativen Erwartungshaltung bei der ersten Messung. Daher ist eine einzelne Messung nicht sehr aussagekräftig, und es wird empfohlen, den Durchschnitt von mehreren Messungen für die Beurteilung der Blutdruckhöhe zu berechnen.

Sehr starke Blutdruckschwankungen bei der Selbstmessung sollten vom Arzt mittels ambulanter Langzeitmessung über 24 Stunden (ABDM) objektiviert und genauer erfasst werden. Die Blutdruckvariabilität nimmt mit dem Alter zu und die Herzratenvariabilität nimmt mit dem Alter ab. Beides ist Ausdruck einer nachlassenden Regulation des autonomen Nervensystems mit zunehmendem Alter. Eine medikamentöse Blutdrucksenkung bei arterieller Hypertonie senkt nicht nur den Druck an sich, sondern wirkt auch einer eventuell erhöhten Variabilität entgegen.

Ein objektives Maß für die Blutdruckvariabilität ist die Standardabweichung der Mittelwerte für Tag und Nacht aus der ABDM über 24 Stunden: Ein durchschnittlicher Wert über 15 mmHg systolischer Blutdruck gilt als erhöht.

Der Tag-Nacht-Rhythmus des Blutdrucks

Hinsichtlich des nächtlichen Blutdrucks gibt es oft ein großes Missverständnis: »Mein Blutdruck ist nachts so hoch ...«, auch das habe ich so oft von meinen Patientinnen und Patienten gehört. Gemeint sind die selbst gemessenen Werte in der Nacht. Doch die Messungen finden natürlich im Wachzustand statt und entsprechen nicht dem »nächtlichen Blutdruck im Schlaf«. Daher können auf diesem Wege keine Rückschlüsse auf den Blutdruck im Schlaf gezogen werden. Ein erhöhter selbst gemessener Blutdruck bedeutet nicht, dass der Blutdruck auch zuvor im Schlaf erhöht war, und man deshalb eventuell aufgewacht ist. Es kann sogar sein, dass der Blutdruck im Schlaf sehr niedrig war und zur Minderdurchblutung des Gehirns geführt hat. Das Kreislaufzentrum sendet dann einen Impuls zum Aufwachen und zum Blutdruckanstieg, um die Hirndurchblutung zu verbessern. Der selbst gemessene nächtliche Blutdruck kann auch erhöht sein nach einem Toilettengang oder einem emotional aufwühlenden Albtraum. Um den Blutdruck im Schlaf objektiv beurteilen zu können, muss eine ABDM durchgeführt werden.

Der Blutdruck folgt über 24 Stunden einem ganz charakteristischen Profil: Nach dem Aufwachen und mit dem Aufstehen steigt er deutlich an und geht im Verlauf des Morgens weiter hoch; kurz nach Mittag fällt er für etwa eine Stunde ab, um dann wieder kontinuierlich bis zum Abend leicht anzusteigen. Bei einem normalen Tagesablauf gibt es zwei Gipfel, einen etwa um neun Uhr morgens und ein kleinerer am späten Nachmittag, Unser zirkadianer Rhythmus ist tatsächlich ein 25-Stunden-Rhythmus. »Zirkadian« bedeutet »ungefähr ein Tag«. Bis heute ist nicht eindeutig geklärt, warum unser endogener Rhythmus 25 Stunden währt. Für den Blutdruck ist dessen Periode allerdings unerheblich.

Bei Wechselschichtarbeit kann sich der Rhythmus allerdings erst nach einigen Tagen komplett umstellen. Das trägt wahrscheinlich mit dazu bei, warum Wechselschicht mit einem erhöhten Herz-Kreislaufrisiko behaftet ist.

Nachts fällt der Blutdruck im Schlaf deutlich ab mit den niedrigsten Werten gegen zwei bis drei Uhr. Danach steigt er bis zum Aufstehen wieder leicht an. Ähnlich verhält es sich mit der Herzfrequenz. Allerdings sind Blutdruck und Herzfrequenz nicht streng gekoppelt.

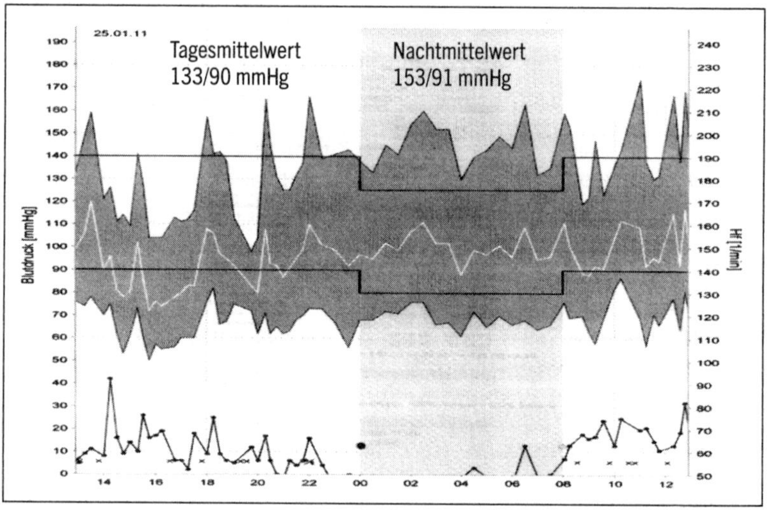

Abb 2 Ambulante Blutdruck-Langzeitmessung über 24 Stunden bei einem Patienten mit Schlafapnoe. Tagsüber noch normaler Blutdruck im Durchschnitt 133/90 mmHg; deutlicher Anstieg des systolischen Blutdruckes in der Nacht auf durchschnittlich 153/91 mmHg im Schlaf. Im unteren Bildabschnitt ist die Herzfrequenz dargestellt. Quelle: Originalausdruck, MM.

Es gibt aber auch bemerkenswerte Ausnahmen. So ist es durchaus möglich, dass der Blutdruck in der Nacht – im Schlaf – nicht ausreichend absinkt, oder der Blutdruckrhythmus sogar mit höheren Werten in der Nacht als am Tage sozusagen »auf dem Kopf steht« (siehe Abbildung 2). Diese abnorme Rhythmik kann ohne nennenswerte Beschwerden auftreten. Nur die ABDM über 24 Stunden gibt hier Aufschluss. Ein gestörter Tag-Nacht-Rhythmus des Blutdrucks wird häufiger im höheren Lebensalter bei Patienten mit eingeschränkter Nierenfunktion, bei Diabetikern, sowie bei Patienten mit Schlafapnoe-Syndrom und organischen Hochdruckformen beobachtet. Da ein hoher Blutdruck in der Nacht mit einem besonderen Risiko einhergeht, muss die Therapie, beispielsweise mit Blutdrucksenkern, entsprechend dem individuellen Blutdruckrhythmus angepasst werden. Hier wäre eine abendliche Dosierung notwendig – aber nur hier. Bei normaler Nachtabsenkung birgt eine Einnahme am Abend die Gefahr einer zu starken Blutdrucksenkung im Schlaf, mit den Risiko einer Durchblutungsstörung von Herz, Nieren und Gehirn.

Ein Blutdruck unter 120/80 mmHg ist optimal

Die Messeinheit für den Blutdruck ist »Millimeter Quecksilbersäule« (mmHg). »Hg« bedeutet ausgeschrieben »hydrargyrum« und verweist auf Quecksilber im Periodensystem der Elemente. Der Ursprung der Maßeinheit ist historisch: Die alten Blutdruckmessgeräte verfügten noch über ein Steigrohr mit einem Quecksilberreservoir. Beim Aufpumpen und Ablassen der Blutdruckmanschette stieg und fiel die Quecksilbersäule darin. Mit dem Stethoskop werden dann die Blutdruckwerte anhand der Geräuschphänomene über der Armarterie in der Ellenbeuge ermittelt.

Bei diesem Abhören, auch Auskultation genannt, wird der obere, der systolische Wert beim ersten Auftreten der Strömungsgeräusche ermittelt, wenn das Blut nach Ablassen des Manschettendrucks wieder durch die Armarterie fließt. Der untere, der diastolische Wert während der Entspannungsphase, wird beim Verschwinden der Geräuschphänomene abgelesen. Die modernen Blutdruckgeräte messen den Blutdruck »oszillometrisch«, ohne Auskultation. Einen Blutdruck in Ruhe unter 120/80 mmHg bezeichnet man als »optimalen Blutdruck«, weil er mit dem geringsten Risiko für Herz-Kreislauf-Erkrankungen verbunden ist. Daher geht der systolische Druck von 120 mmHg in meine Altersformel ein.

Der Blutdruck ist der Druck, den das Blut auf die Wände der Blutgefäße, genauer der Arterien, ausübt. Er hängt ganz wesentlich von zwei Faktoren ab: vom Widerstand der Arterien, das heißt von der Elastizität und dem Durchmesser der Gefäße, sowie von dem Druck, mit dem unser Herz das Blut in den Kreislauf pumpt. Übersteigt der Blutdruck dauerhaft bestimmte Grenzwerte, sprechen wir von Bluthochdruck oder arterieller Hypertonie. Unterschreitet der Blutdruck gewisse Schwellen, sprechen wir dagegen von Hypotonie – mit einem »o«.

Der Blutdruck wird unter anderem durch eine Vielzahl von Hormonen im Zusammenspiel mit dem vegetativen Nervensystem reguliert. Bei der Hypertonie besteht eine Störung im fein abgestimmten Regelkreis zwischen Hormon-, Nerven- und Gefäßsystem und dem Blutdruck. Dafür gibt es vielfältige Ursachen. Die Faktoren und Mechanismen, die zu hohem Blutdruck führen, sind heute weitgehend bekannt.

Bei der primären oder essenziellen Hypertonie spielen genetische Faktoren, wie hoher Blutdruck in der Familie, und Lebensstilfaktoren, unter anderem Gewicht, Bewegung, Stress, Ernährung im Zusammenspiel, eine wichtige Rolle. Für die Entstehung der systolischen Hypertonie im Alter ist hingegen die Alterung der Gefäße mit Versteifung der Arterien und Arteriosklerose entscheidend.

Die Blutdruckamplitude als Maß der Gefäßelastizität

Die sogenannte Blutdruckamplitude – das ist die Differenz zwischen systolischem und diastolischem Wert – gibt einen Hinweis auf die

Gefäßelastizität oder -steifigkeit. Ein Blutdruck von beispielsweise 165/75 mmHg mit einer Druckamplitude von 90 mmHg wäre typisch für einen älteren Hypertoniker mit erhöhter Gefäßsteifigkeit. Demgegenüber spricht ein Blutdruck von beispielsweise 145/105 mmHg mit einer Druckamplitude von nur 40 mmHg bei einem jüngeren Hypertoniker gegen diese Diagnose. Aus der Druckamplitude lassen sich somit Rückschlüsse auf die Gefäßelastizität ziehen.

Die sogenannten sekundären oder organischen Hypertonieformen betreffen nur circa fünf Prozent aller Patienten und werden überwiegend durch Nierenerkrankungen oder hormonelle Störungen hervorgerufen. Auch bestimmte Medikamente können hohen Blutdruck verursachen.

Das macht die Lunge

Wir schließen unseren Gang durch das Herz-Kreislauf-System mit der Lunge ab, die unser Blut mit dem von den Zellen benötigtem Sauerstoff versorgt.

Die Leistung der Lunge in Zahlen

Das durchschnittliche Lungenvolumen, die sogenannte Vitalkapazität, eines Erwachsenen beträgt circa drei bis fünf Liter, in Abhängigkeit von der Konstitution und der körperlichen Fitness. Durch regelmäßiges Training kann das Lungenvolumen deutlich gesteigert und die Lungenfunktion verbessert werden. Jeder Atemzug saugt durchschnittlich 0,4 bis 0,5 Liter Luft ein und pustet sie wieder hinaus. Bei der automatischen Atmung mit einer durchschnittlichen Frequenz von circa zwölf Atemzügen pro Minute werden somit circa fünf bis sechs Liter pro Minute und circa 7 000 Liter über 24 Stunden geatmet – bei erhöhter körperlicher Aktivität kann dieser Wert auf mehr als 100 Liter pro Minute steigen.

Sechs Atemzüge pro Minute ist optimal

Wir atmen für gewöhnlich automatisch, ohne darüber nachdenken zu müssen. Der dafür verantwortliche Atemreiz im Gehirn wird nicht durch zu wenig Sauerstoff (O_2), sondern durch zu viel Kohlendioxid (CO_2) ausgelöst. Dabei messen die Chemorezeptoren die Konzentration der jeweiligen Gase im Blut. Der Gasaustausch in der Lunge findet durch Diffusion von Kohlendioxid aus dem Blut in die Lunge statt und umgekehrt von Sauerstoff ins Blut, entsprechend dem jeweiligen Konzentrationsgefälle. CO_2 ist als Abbauprodukt aus dem Stoffwechsel im Blut hoch konzentriert und tritt daher in die kleinen Lungenbläschen mit niedrigerer Konzentration über.

Unseren Sauerstoff bekommen wir aus der Natur: Mittels Lichtenergie produzieren die Pflanzen an Land und im Wasser bei ihrer Photosynthese Glucose aus H_2O und CO_2 und dabei wird O_2 freigesetzt.

Eine deutlich erhöhte Atemfrequenz führt zu einer Anreicherung von Kohlendioxid, während die Aufnahme von Sauerstoff nicht in gleichem Maße zunimmt. Eine schnellere Atmung ist daher mit Blick auf die Sauerstoffversorgung des Körpers ineffizient. Durch ein Atemtraining kann eine sogenannte CO_2-Toleranz erreicht werden, das heißt der Atemzwang, der bei einer Anreicherung von Kohlendioxid im Blut einsetzt, wird vermindert. So gelingt es beispielsweise den Apnoe-Tauchern, minutenlang ohne Atmung unter Wasser zu bleiben. Die normale Atemfrequenz liegt zwischen 10 und 15 Zügen pro Minute.

Ähnlich wie bei der Herzfrequenz ist auch eine langsame Atmung optimal für die Lungenfunktion und Sauerstoffaufnahme. Eine niedrige Atemfrequenz führt zu einer besseren Durchblutung, einer Gefäßerweiterung, zur Senkung eines erhöhten Blutdrucks und der Herzfrequenz. Daher gehen sechs Atemzüge pro Minute in meine Altersformel ein.

Über eine Verschiebung der Blutmenge im Brustraum während tiefer und langsamer Atmung werden Nervenimpulse aktiviert, die zu diesen positiven Effekten führen. Auch sind Atemzentrum und Kreislaufzentrum im Gehirn eng miteinander verschaltet. Eine langsame Senkung der Atemfrequenz kann man bewusst trainieren.

Wie eng Kreislauf und Atmung verbunden sind, zeigt auch die bereits erwähnte respiratorische Arrhythmie. Dies ist keine krankhafte Herzrhythmusstörung, sondern eine sehr gesunde Variabilität des Herzrhythmus in Abhängigkeit von der Atmung: Bei der Einatmung steigt der Puls an, bei der Ausatmung verlangsamt er sich. Diese »Arrhythmie« ist in jungen Jahren sehr ausgeprägt und Ausdruck für ein sehr gesundes und anpassungsfähiges Herz! Der Blutdruck sinkt bei tiefer Einatmung und steigt leicht bei der Ausatmung. Netto bedeutet dies eine deutliche Blutdrucksenkung bei erhöhtem Ausgangsdruck.

Die langsame Tiefenatmung ist die einfachste und effektivste Methode, um uns zu entspannen und unser Kreislaufsystem vital und flexibel zu erhalten.

Für zu Hause

Zählen Sie Ihre Atemfrequenz, das heißt wie oft Sie automatisch pro Minute in Ruhe ein- und ausatmen. Ist Ihre Frequenz höher als zehn Atemzüge in der Minute, versuchen Sie durch bewusstes, tiefes und langsames Ein -und Ausatmen die Frequenz zu senken und sich zu entspannen (siehe S. 170).

Übrigens

Die maximale Sauerstoffaufnahme, zu der wir fähig sind, beschreibt der VO_2max-Wert. Dieser kann als Milliliter Sauerstoff pro Kilogramm Körpergewicht pro Minute mit einer besonderen Belastungsuntersuchung auf dem Fahrradergometer bestimmt werden und ist auch ein wichtiger Parameter für Vitalität und Fitness. Normalerweise liegt er bei circa 40 Milliliter. Durch aerobes Training ist eine deutliche Steigerung möglich. Ausdauersportler erreichen Werte zwischen 60 und 80 Milliliter pro Kilogramm pro Minute.

Das Zwerchfell entspannen

Zwischen Brustkorb und Bauchraum gespannt liegt das Zwerchfell, eine große Muskel- und Sehnenplatte, die wie ein Blasebalg funktioniert. »Zwerch« leitet sich von einem alten Begriff für »quer« ab und »Fell« von einem alten Begriff für »Haut«. Das Zwerchfell ist unser größter Atemmuskel, und es kann, wie jeder andere Muskel auch, trainiert werden. Bei der Bauchatmung wird der Bauchraum beim Einatmen erweitert, dabei bewegt sich das Zwerchfell vom Brust- in Richtung Bauchbereich und übt eine starke Sogwirkung aus, die eine maximale Luftfüllung der Lunge ermöglicht. Beim Ausatmen wird der Bauch eingezogen und so die Luft durch das nach oben bewegte Zwerchfell aus der Lunge gepresst.

Das Zwerchfell kann sich wie andere Muskeln auch unter Stress verspannen und die Atmung beeinträchtigen. Einige Sprichwörter stehen für den Zusammenhang zwischen Atmung und akutem Stress – »Da verschlägt es mir den Atem« oder »Da stockt mir der Atem« – auf der einen Seite oder Atmung und Entspannung – »Da muss ich erstmal tief durchatmen« – auf der anderen Seite.

Seitenstiche, beispielsweise beim Laufen, entstehen durch »Verkrampfung« beziehungsweise einen Muskelkater des Zwerchfells als Folge einer erhöhten Atemfrequenz bei Menschen, die wenig Sport treiben. Die notwendige Steigerung der Atemfrequenz ist ungewohnt für das Zwerchfell. Nach einigen Trainingseinheiten passt es sich aber an und die Seitenstiche verschwinden. Sie sind also an sich harmlos, jedoch Ausdruck eines allgemeinen Trainingsmangels.

Atemlos durch die Nacht

Beim sogenannten Schlafapnoe-Syndrom kommt es in der Nacht während des Schlafes zu Atemaussetzern. Diese führen zu einem Sauerstoffmangel, der insbesondere für das Gehirn sehr schädlich ist. Wenn die Atempausen oder Apnoen länger als zehn Sekunden dauern und mehr als fünf Episoden pro Stunde auftreten, wird eine Schlafapnoe diagnostiziert. Die Messung kann in einem Schlaflabor durchgeführt werden oder auch ambulant zu Hause mit einer entsprechenden Gerätschaft, die man während der Nacht trägt. Ursächlich für das Syndrom ist eine ungewöhnliche Erschlaffung der Muskulatur im Rachenraum, die zu einer Verengung beziehungsweise zum Verschluss der oberen Atemwege führt. Oft tritt die Schlafapnoe in Kombination mit starkem Schnarchen auf. Betroffen sind insbesondere übergewichtige Menschen; geschätzt zwei bis vier Prozent der Männer und ein bis zwei Prozent der Frauen.

Die starke Anreicherung von Kohlendioxid führt zu einer kurzen Weckreaktion des Gehirns, »arousal« genannt, mit welcher der Atem wieder einsetzt, gefolgt von der nächsten Apnoe. Das Gehirn sendet bei einem Sauerstoffmangel reflektorisch einen starken Impuls zur Steigerung der Aktivität des sympathischen Nervensystems aus, was mit einem Anstieg des Blutdrucks einhergeht. Deshalb ist die Schlafapnoe eine häufige Ursache für eine unzureichende Absenkung des Blutdrucks im Schlaf. Dieser kann am Tage völlig normal sein, aber in der Nacht drastisch ansteigen und den normalen Tag-Nacht-Rhythmus auf den Kopf stellen (siehe Abbildung 2). Die Folgen des nächtlichen Sauerstoffmangels sind eine abnorme Tagesmüdigkeit bis hin zum Schlafzwang, morgendliche Kopfschmerzen und Schwindel, Konzentrationsstörungen sowie depressive Verstimmung.

Bei Betroffenen mit Übergewicht ist eine Gewichtsreduktion die beste und zudem kausale Therapie. Diese Patienten haben auch größere Fettpolster im Halsbereich, die nachts im Liegen und bei Erschlaffung der Rachenmuskulatur auf die oberen Luftwege drücken und die Atemwege einengen, fachsprachlich obstruieren können.

Die Erschlaffung der Rachenmuskulatur wird durch abendlichen Alkoholkonsum verstärkt. Bei schwerem Apnoe-Syndrom erfolgt eine nächtliche »Beatmung« mit einem entsprechenden Gerät, um die oberen Atemwege freizuhalten und eine ausreichende Sauerstoffzufuhr zu gewährleisten.

Die Formel für gesundes Altern

Herz, Lunge und Gefäße kommen alle drei in meiner Altersformel zusammen. Die Eingebung für diese Formel kam mir während eines Laufs im Berliner Tiergarten. Wie immer musste ich mich erst dazu überwinden. Während des Laufs kommen dann aber oft gute Gedanken oder Lösungsmöglichkeiten für allfällige Probleme. Kein Wunder: Laufen verbessert die Gehirndurchblutung, gleichzeitig werden Hormone wie Endorphin und Serotonin vermehrt ausgeschüttet und verbessern Kognition und Laune.

Nicht nur in Ruhe, sondern insbesondere auch beim Laufen, arbeiten die Atmung und der Blutkreislauf nicht unabhängig voneinander, sondern sind sehr fein aufeinander abgestimmt. Über Druckfühler, die sogenannten Barorezeptoren, in der Brustaorta und den Halsschlagadern, sowie über Dehnungsfühler in der Lunge, werden ständig Signale an unser Gehirn gesendet. Die Sensoren registrieren kontinuierlich die Lungenfunktion, den Blutdruck sowie die Herzfrequenz, und senden diese Informationen an das Atemzentrum und das Kreislaufzentrum im Gehirn. Hier werden die Informationen und Signale über ein enges Nervennetzwerk ausgetauscht und verarbeitet. Für eine optimale und den jeweiligen Erfordernissen angepasste Atem- und Kreislauffunktion senden die Zentren im Gehirn Nervenimpulse an das Herz zur Regulierung der Herzfrequenz, an die Gefäße zur Regulierung des Blutdrucks und an die Lunge zur Regulierung der Atemfrequenz.

Diese Anpassungen erfolgen automatisch und autonom, das heißt ohne unseren willentlichen Einfluss. Unabhängig davon können wir dieses System aber aktiv steuern und es auf ein entspanntes Niveau senken. Am einfachsten geht der willentliche Einfluss über die Atmung. Mit der Tiefenatmung kann sehr rasch die Gefäßspannung herabgesetzt und so eine Blutdrucksenkung erreicht werden. Je höher der Ausgangsdruck, umso stärker ist der Effekt. Auch die Herzfrequenz kann akut gesenkt werden (siehe Abbildung 3). Anstrengender ist dagegen ein Ausdauertraining zur dauerhaften Reduktion des Ruhepulses und des Blutdrucks. Drei Monate regelmäßiges Ergometer-Training reichen aber beispielsweise schon aus, um eine messbare Abnahme von Herzfrequenz und Blutdruck zu erreichen.

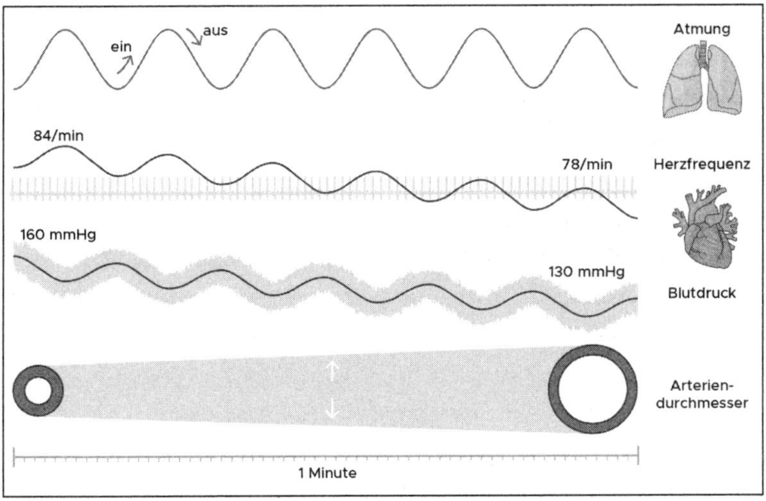

Abb. 3: Rasche Senkung eines erhöhten Blutdruckes und einer leicht erhöhten Herzfrequenz durch Tiefenatmung. Die langsame Ein- und Ausatmung mit sechs Atemzügen pro Minute führt zu einer Erweiterung der Arterien gefolgt von einer Senkung des Blutdruckes. Hier sind die Zusammenhänge exemplarisch über einen Atemzyklus von einer Minute dargestellt. Die Tiefenatmung zur Entspannung des Herz- Kreislaufsystems wird über mehrere Minuten empfohlen. Quelle: M. Rössler im Auftrag MM.

Meine Formel mit den Zielwerten für **H**erzfrequenz, **A**temfrequenz und **B**lutdruck:

HAB 60-6-120©.

Eine Herzfrequenz von 60 Schlägen pro Minute in Ruhe ist bei Sportlern normal und kann durch ein Ausdauertraining auch von Nichtsportlern erreicht werden.

Sehr viel einfacher lässt sich eine Atemfrequenz von sechs Atemzügen pro Minute mit etwas Training erzielen. Das gilt natürlich nur für Menschen ohne Atemprobleme durch eine Herz- oder Lungenerkrankung.

Ein systolischer Blutdruck unter 120 mmHg in Ruhe ist in jungen Jahren keine Seltenheit. Mit zunehmendem Alter steigt der systolische Blutdruck jedoch kontinuierlich an.

Die Formel kann für höheres Alter entsprechend angepasst werden:

HAB 70-7-140.

Der systolische Blutdruck ist für die Gefäßfunktion und die Durchblutung wichtiger als der diastolische Blutdruck. Der Wert von 140 mmHg in der Arztpraxis entspricht einem Wert von 135 mmHg bei der Selbstmessung und dient als wichtige Normgrenze zwischen normalem und erhöhtem Blutdruck. Der diastolische Blutdruck ist bei der Beurteilung des Risikos für Herz-Kreislauf-Erkrankungen und der Gefäßelastizität von untergeordneter Bedeutung.

Die Formel kann auch individuell modifiziert werden: Wer einen Ruhepuls von 75 hat, es mit vier Atemzügen pro Minute schafft, sich gut zu entspannen, und mit dem Blutdruck auf unter 135 mmHg bei der Selbstmessung gut eingestellt ist, fährt auch mit seinem ganz persönlichen HAB 75-4-135 nicht schlecht! Weitere Variationen sind möglich. Frauen etwa haben eine durchschnittlich etwas höhere Herzfrequenz als Männer und damit auch etwas mehr Spielraum.

Für zuhause

Tab. 1: Als Ratschlag empfehle ich, eine Tabelle mit den Spalten Datum, Puls, Atemfrequenz und Blutdruck anzulegen und darin die Werte über die Zeit zu dokumentieren.

Datum	Puls	Atemfrequenz	Blutdruck

Sie können die Werte auch digital in die Hypertonie.App eintragen und bekommen dann direkt eine Auswertung (siehe S. 170).

Wie Größe und Geschlecht unsere Gesundheit beeinflussen

Hierzu gibt es neue und interessante Forschungsergebnisse, die für die Prävention und Therapie von Herz-Kreislauf-Erkrankungen von Bedeutung sind.

Wer größer ist, lebt länger

Die oben zitierte These von Sydenham, der zufolge der Mensch so alt wie seine Gefäße sei, ist lediglich als Momentaufnahme gemeint. Über die Lebenserwartung wird dabei nichts gesagt. Tatsächlich gibt es aber interessante Zusammenhänge zwischen Körpergröße, arterieller Gefäßfunktion, Morbidität und Mortalität und dem Geschlecht. Frauen sind im Durchschnitt kleiner im Vergleich mit Männern und haben somit einen kürzeren arteriellen »Gefäßbaum«. Das bedeutet, dass die Gesamtlänge der Arterien kürzer ausfällt. Auch ist ihr Durchmesser bei Frauen kleiner als bei Männern. Alter und Körpergröße spielen insofern eine Rolle, als bei einer kürzeren und steiferen Aorta die reflektierte Druckwelle schneller und stärker zum Herzen zurückläuft und zur pathologischen Erhöhung, der sogenannten Augmentation, des systolischen Blutdrucks führt.

Wie bereits erklärt, fließt nicht das Blut selbst zurück, sondern die Druckwelle läuft über die Arterienwand rückwärts zum Herzen. Die Wegstrecke zurück zum Herzen ist für diese retrograde Welle bei kürzerer Aorta ebenfalls verkürzt. Somit braucht sie weniger Strecke und damit Zeit, um zum Herzen zurückzulaufen. Je kürzer die Aorta in Abhängigkeit von der Körpergröße und je steifer sie ist, umso schneller und höher fällt auch die reflektierte Druckwelle sowie die daraus resultierende Überhöhung des systolischen Blutdrucks aus. Frauen haben im Vergleich mit Männern über den gesamten Altersbereich eine etwas höhere Augmentation des systolischen Blutdrucks (siehe Abbildung 4).

Die Steifigkeit der Aorta ist insbesondere bei älteren Frauen mit erhöhtem Blutdruck größer im Vergleich zu hypertensiven Männern. Es kommt wegen der besonderen Anatomie der Gefäße bei Frauen mit zunehmendem Alter vergleichsweise häufiger zur arteriellen Gefäßsteifigkeit. Dann wird die Druckwelle an der steifen Wand der Aorta reflektiert, läuft zurück zum Herzen und erhöht die Last der linken Herzkammer. Auch versteift sich diese und kann sich während der Entspannungs- und Füllungsphase des Herzens, der Diastole, nicht mehr ausreichend dehnen und mit Blut füllen. So mag es insbesondere bei älteren Frauen zu der besonderen Form der sogenannten diastolischen Herzinsuffizienz kommen. Die ausgeworfene Blutmenge reicht dann nicht mehr für eine optimale Durchblutung des Organismus, obwohl die Pumpleistung des Herzens nicht wesentlich beeinträchtigt ist.

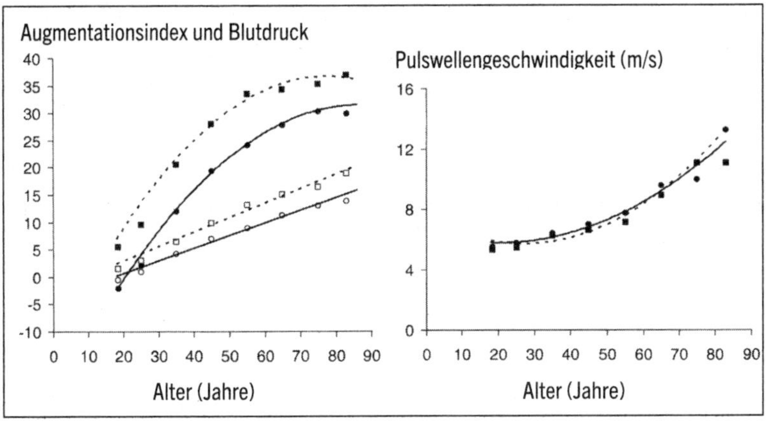

Abb. 4: Linke Bildhälfte: Augmentation des systolischen Blutdruckes bei Frauen (Kästchen) und Männern (Kreise) sowie Augmentationsdruck in Abhängigkeit vom Alter: Augmentationsindex und Augmentationsdruck sind über den gesamten Altersbereich bei Frauen etwas höher. Rechte Bildhälfte: Pulswellengeschwindigkeit bei Frauen (Kästchen) und Männern (Kreise) in Abhängigkeit vom Alter. Quelle: McEniery (2005).

Eine niederländische Studie aus dem Jahr 2019 beschreibt einen signifikanten Zusammenhang zwischen Körpergröße und Langlebigkeit bei Frauen zwischen 68 und 70 Jahren, mit dem größten positiven Zuwachs an Lebensjahren zwischen 155 und 165 Zentimetern Körpergröße. Bei den Männern liegt der größte Zuwachs zwischen 160 und 180 Zentimetern, dieser ist aber statistisch nicht signifikant. Eine Ursache für die geringere Lebenserwartung der kleineren Frauen könnte die oben beschriebene erhöhte Gefäßsteifigkeit und eine schlechtere Durchblutung der lebenswichtigen Organe sein.

Ein eindrucksvolles Gegenstück findet sich in einer Analyse von Mortalitätsdaten aus der deutschen MONICA/KORA-Studie, die über einen Beobachtungszeitraum von 25 Jahren einen Zusammenhang zwischen Körpergröße und Mortalität herstellt: Bei jungen Männern senkt jeder Zentimeter Körpergröße über 1,80 Metern das Mortalitätsrisiko um vier Prozent. Für die Studie wurden 5597 junge Erwachsene – 49,8 Prozent Männer, 50,2 Prozent Frauen – im Alter von 25 bis 45 Jahren mit normalem Blutdruck und verschiedenen Hypertonieformen – systolische, diastolische und beide – untersucht. Der Zusammenhang konnte jedoch bei jungen Frauen nicht gezeigt werden. Die Männer waren im Durchschnitt 177, die Frauen 161 Zentimeter groß. Eindrucksvoll lässt sich auch ein erhöhtes Sterberisiko bei Rauchern und Patienten mit zusätzlichen Risikofaktoren wie Übergewicht, Fett- und Zuckerstoffwechselstörungen gegenüber den sportlichen, schlanken Nichtrauchern erkennen.

Die heute zunehmend beobachtete gutartige juvenile ISH (isolierte systolische Hypertonie) betrifft ausschließlich große, normalgewichtige oder schlanke, sportliche Nichtraucher, überwiegend im Altersbereich zwischen 15 und 30 Jahren. Hierbei beziehen sich die erhöhten Werte auf die konventionelle Blutdruckmessung am Oberarm. Der herznahe Blutdruck in der Brustaorta, auch aortaler Blutdruck genannt, bewegt sich dagegen auf normalem beziehungsweise niedrigem Niveau. Dieser ist als Risiko- oder Schutzfaktor wichtiger als der Blutdruck in der Armarterie, der *Arteria brachialis*, weil er sich näher an den zentralen Organen befindet und enger mit dem Risiko für Durchblutungsstörungen von Gehirn, Herz, Augen und Nieren zusammenhängt. In der dritten Lebensdekade lässt auch bei den jungen Menschen die außergewöhnliche Gefäßelastizität nach und der systolische Blutdruck sinkt in den Normbereich. Es handelt sich allerdings um eine »Pseudonormalisierung« als Ausdruck einer nachlassenden Gefäßelastizität mit Annäherung des Blutdrucks am Messpunkt in der Armarterie an den Druck der Brustaorta nahe am Herzen. Aufdecken kann man diese Konstellation mittels Pulswellenanalyse und einer Bestimmung des aortalen Blutdrucks.

»Little old lady«

Das Pendant zur gutartigen juvenilen ISH findet man insbesondere bei älteren kleinen Frauen mit arterieller Gefäßsteifigkeit. Hier kann die steife Aorta den Druck nicht mehr erhöht – fachsprachlich amplifiziert – in die muskuläre Armarterie zum Messpunkt der konventionellen Blutdruckmessung am Oberarm fortleiten. So ist sogar ein Druckabfall vom Herzen bis zur Armarterie möglich, mit dort niedrigeren beziehungsweise normalen Druckwerten trotz erhöhtem Druck in der Aorta. Dieses Phänomen beschreibt die sogenannte maskierte aortale Hypertonie.

»Maskiert« bedeutet, dass der erhöhte Druck in der Aorta durch die konventionelle Messung am Oberarm »verschleiert« und nicht erkannt wird. Hier führt die alleinige Blutdruckmessung am Oberarm zur Unterschätzung des aortalen Blutdrucks, der über der Normgrenze liegt und mit einem erhöhten Herz-Kreislauf-Risiko einhergehen kann oder bereits zu einem typischen Organschaden geführt hat, beispielsweise einer Herzinsuffizienz oder einer Durchblutungsstörung der Netzhaut am Augenhintergrund mit einem Glaukom.

Die Pulswellenanalyse mit Bestimmung des aortalen Blutdrucks ermöglicht hier die »Demaskierung«: Ist dieser erhöht, ist eine Therapie zur Senkung des aortalen Blutdrucks angezeigt und erfolgreich, auch bei normalen »brachialen« Blutdruckwerten in der Armarterie.

Bei Frauen steigt der Blutdruck im Durchschnitt ab der vierten Lebensdekade stärker an als bei Männern. Eine Ursache ist die erhöhte Gefäßsteifigkeit bei Frauen insbesondere mit der Menopause. Der Gefäßschutz der weiblichen Sexualhormone lässt in dieser Zeit nach. Die arterielle Hypertonie erhöht das Risiko für Herz-Kreislauf-Erkrankungen bei Frauen bereits bei niedrigeren Blutdruckwerten als bei Männern. Daher sollten Frauen früher antihypertensiv behandelt werden. Das hat aber bisher noch keinen Niederschlag in den medizinischen Leitlinien gefunden.

Zu diesem Konzept passt sehr gut die Beobachtung, dass ältere Frauen hinsichtlich einer Senkung der Mortalität besser als Männer von der medikamentösen Blutdruck-Therapie mit Kalziumantagonisten profitieren. Diese Substanzen können den aortalen Blutdruck am besten senken im Vergleich mit den anderen Blutdrucksenkern und führen selbst bei steifen Arterien zu einer Erweiterung und verbesserten Gefäßfunktion.

Auch tritt die diastolische Herzinsuffizienz häufiger bei älteren Frauen im Vergleich zu den Männern auf. Hierbei kommt es zu einer Versteifung der linken Herzkammer, die sich dann in der Entspannungsphase, der Diastole, nicht mehr ausreichend erweitern und mit Blut füllen kann.

Eine geringe Körpergröße in Verbindung mit erhöhter arterieller Gefäßsteifigkeit ist mit den beschriebenen Risiken verbunden und betrifft vorwiegend Frauen. Kleine Menschen haben aber auch Vorteile auf der »venösen Seite«: Die kürzere Wegstrecke der Beinvenen führt zu weniger tiefen Venenthrombosen und deren Komplikationen, wie beispielsweise einer Lungenembolie.

Frauenherzen und Frauengefäße

Unabhängig von der Konstitution, von Körpergröße und Gewicht, ist das Herz der Frau etwas kleiner im Vergleich zu dem des Mannes. Aber das Frauenherz gleicht dies durch eine bessere Pumpfunktion und eine etwas schnellere Herzfrequenz wieder aus. Das bedeutet, dass die linke Herzkammer etwas mehr Blut in die Gefäße pumpt und somit eine gute Durchblutung gewährleistet. Die »Architektur« eines Frauenherzens und der arteriellen Gefäße unterscheidet sich von der bei Männern. So erhöhen die kürzeren und engeren Arterien der Frauen die Wahrscheinlichkeit, eine Gefäßsteifigkeit im mittleren und höheren Alter zu entwickeln. Der sogenannte Augmentationsindex, ein Parameter, der den überhöhten systolischen Blutdruck in Abhängigkeit von der Gefäßelastizität anzeigt, ist über alle Altersbereiche bei Frauen höher als bei Männern (siehe Abbildung 4). In jüngeren Jahren dient das dazu, den zentralen Kreislauf zu stabilisieren,

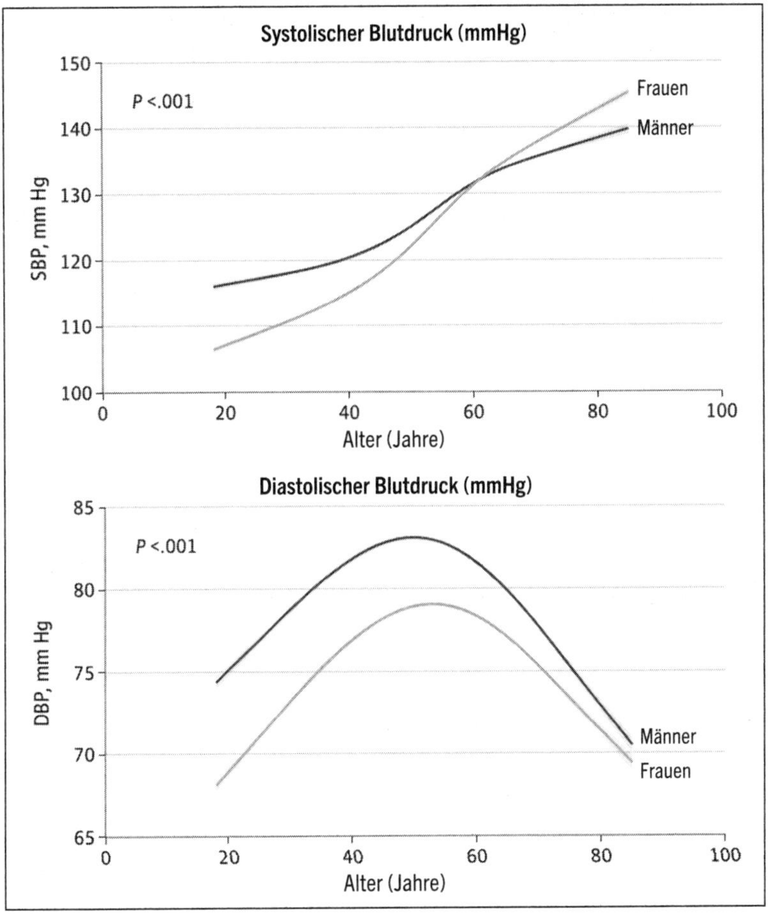

Abb. 5: Anstieg des Blutdruckes bei Frauen und Männern in Abhängigkeit vom Lebensalter: Der systolische Blutdruck (obere Bildhälfte) steigt bei Frauen mit zunehmendem Alter steiler an als bei Männern; der diastolische Blutdruck (untere Bildhälfte) ist etwas niedriger bei Frauen und fällt bei beiden Geschlechtern in der fünften Lebensdekade durchschnittlich wieder ab. Damit steigt die Blutdruckamplitude, also die Differenz zwischen systolischen und diastolischen Blutdruck als Ausdruck der zunehmenden Gefäßsteifigkeit, mit zunehmendem Alter deutlich an. Quelle: Ji (2020).

denn der aortale Blutdruck ist bei Frauen bis zur Menopause durchschnittlich niedriger als bei Männern; danach hingegen gleich. Das fällt zusammen mit einem durchschnittlich steileren Blutdruckanstieg bei Frauen mit zunehmendem Alter (siehe Abbildung 5). Der erhöhte systolische Blutdruck und die erhöhte Gefäßsteifigkeit verstärken sich gegenseitig. Daher ist eine rechtzeitige und sehr gute Blutdruckeinstellung für Frauen besonders wichtig, um die Entstehung der diastolischen Herzinsuffizienz, die überwiegend Frauen betrifft, zu verhindern.

Frauen erleiden ihren ersten Herzinfarkt im Durchschnitt einige Jahre später als Männer. Die Symptomatik ist bei jüngeren Frauen ähnlich wie bei den Männern, bei älteren Frauen aber unspezifischer.

Eine ganz besondere Herzerkrankung, das Broken-Heart-Syndrom, betrifft in über 90 Prozent Frauen. Das »gebrochene Herz« steht exemplarisch dafür, wie Stress die Durchblutung des Herzens auf dramatische Weise beeinträchtigen kann. In Japan wurde dieses Krankheitsbild erstmalig beschrieben und als »Tako-Tsubo-Syndrom« bezeichnet; nach einer Fischreuse, mit der Oktopus gefangen wird. Sie ähnelt der Verformung der linken Herzkammer, die man im Ultraschall bei betroffenen Frauen findet. Die Symptomatik entspricht den Beschwerden wie beim Herzinfarkt. Auslöser ist in den meisten Fällen eine besondere Stresssituation. Diese führt zu einer starken Ausschüttung des Stresshormons Adrenalin, was mit einer drastischen Verschlechterung der Durchblutung in den kleinen Herzgefäßen als Folge einer akuten Gefäßverengung, auch *Vasospasmus* genannt, einhergeht. Eine mögliche Erklärung, warum überwiegend Frauen betroffen sind, könnte in der besonderen Konstellation von geringer Körpergröße, kürzerer Aorta und erhöhter Gefäßsteifigkeit liegen: In einer japanischen Studie waren die betroffenen Frauen mit durchschnittlich 151 Zentimetern selbst für japanische Verhältnisse recht klein. Die wenigen betroffenen Männer maßen mit 163 Zentimeter zwar deutlich größer als die Frauen, lagen damit aber immer noch unter dem Schnitt.

Wer klein ist, ob Frau oder Mann, sollte sich eines erhöhten Risikos für Herz-Kreislauf-Erkrankungen mit zunehmendem Alter bewusst sein und im Sinne von ADAM (siehe S. 23) die persönlichen Gefäßrisikofaktoren erkennen, wenn möglich vermeiden, und falls nötig frühzeitig behandeln. Hochgewachsene Menschen haben gewisse Vorteile, sind aber auch nicht unendlich geschützt, sofern die bekannten Risikofaktoren vorliegen und nicht angegangen werden.

Arteriosklerose und Atherosklerose

Schädigungen der Gefäßwände in den Arterien bezeichnet man mit dem Oberbegriff Arteriosklerose. Dagegen beziehen sich Atherosklerose oder auch Atheromatose auf die Ablagerungen, die sogenannten Plaques oder Atherome, in der Gefäßwand. Hauptmerkmal der Arteriosklerose ist die Versteifung der Arterienwand mit zunehmendem Alter, beschleunigt durch die bekannten Gefäßrisikofaktoren. Hier stehen Rauchen, erhöhter Blutdruck und Stress ganz oben auf der Liste. Es muss für die Diagnose gar nicht zu Ablagerungen kommen. Die Durchblutung wird vermindert durch den Elastizitätsverlust der Gefäße.

Hauptmerkmal der Atherosklerose ist dagegen eine Schädigung der Gefäßwand in Folge von Ablagerungen von Fett, was zu Entzündungen, Verengungen und Gefäßverschlüssen führen kann. Lagern sich Plaques in der Gefäßwand ab, typischerweise bei Fett- und Zuckerstoffwechselstörungen, spricht man auch von Atheromatose. Als Plaque wird eine Verdickung der Gefäßwand auf über 1,5 Millimeter bezeichnet. Sie lassen sich leicht mittels Ultraschall beispielsweise an den Halsschlagadern messen. Die Plaques bestehen überwiegend aus Blutfetten, Immunzellen und kleinen Blutgerinnseln. Diese können Entzündungsprozesse in der Gefäßwand in Gang setzen, auch als Folge von chronischen entzündlichen Erkrankungen, wie beispielsweise bei rheumatischen Erkrankungen oder durch schädliche Umweltfaktoren wie Feinstaub und Mikroplastik. Mikro- und

Nanoplastikpartikel sind nicht nur umweltschädlich, sondern auch für unsere Gefäße gefährlich. Sie können über die Lunge oder auch den Darm aufgenommen werden und in die Blutbahn gelangen, dort zur Plaquebildung führen und das Risiko für Herz-Kreislauf-Erkrankungen erhöhen.

Im Anfangsstadium sind die Plaques noch weich, das heißt nicht verkalkt, und können sich auch durch eine gute Therapie, beispielsweise eine Senkung der Blutfette und des Blutdrucks, wieder auflösen. Mit der Zeit wird Kalk eingelagert und so verhärten sich die Plaques. Eine zunehmende Ablagerung verengt die Gefäße und behindert die Durchblutung sowie den Sauerstofftransport. Eine Einengung von circa 70 bis 80 Prozent wird als signifikante Stenose bezeichnet. Die Ablagerungen können sich zum Teil lösen und so zu einer Embolie beispielsweise im Gehirn führen mit der Folge eines Schlaganfalls oder sie verschließen ein Herzkranzgefäß vollständig und lösen somit einen Herzinfarkt aus.

Arteriosklerose und Atherosklerose sind zwar prinzipiell voneinander unabhängige Diagnosen, aber häufig miteinander vergesellschaftet. Die Manifestation dieser Gefäßprozesse in den verschiedenen Organen wie Gehirn, Herz und Nieren ist weltweit die häufigste Todesursache durch Herz-Kreislauf-Erkrankungen. Im Allgemeinen haben die meisten kardiovaskulären Erkrankungen ihren Ursprung in den Gefäßen und nicht im Herzen.

II Risikofaktoren: Was schadet unseren Gefäßen und der Durchblutung?

Tab. 2: Risikofaktoren für Arteriosklerose und Herz-Kreislauf-Erkrankungen. Die ersten drei Faktoren sind nicht beeinflussbar, der Rest hingegen schon.

Risikofaktoren	Bemerkungen
Genetik und Erbfaktoren	Fettstoffwechselstörungen, hoher Blutdruck, Salzempfindlichkeit und andere können genetisch bedingt sein beziehungsweise direkt vererbt werden.
Geschlecht	Männer sind bis zur fünften Lebensdekade gefährdeter als Frauen. Nach der Menopause steigt das Risiko für Frauen steiler an als bei Männern.
Konstitution	Zwischen Körpergröße, Geschlecht und der Gefäßelastizität bestehen enge Beziehungen.
Übergewicht	Übergewicht und Adipositas sind die Hauptmanifestationsfaktoren für Hypertonie, Fett- und Zuckerstoffwechselstörungen.
Bewegungsmangel	Körperliche Inaktivität ist ein wesentlicher Risikofaktor für Herz-Kreislauf-Erkrankungen.
Junkfood	Der überwiegende Konsum hoch verarbeiteter »Lebensmittel« und Junkfood steigert die Sterblichkeit für Erkrankungen des Herzens und der Gefäße.
Kochsalz	Ein dauerhaft erhöhter Salzkonsum trägt stark zu einer Versteifung der Arterien bei.
Stressoren	Psychosozialer Stress ist ein Hauptrisikofaktor für Herzinfarkt und andere Herz-Kreislauf-Erkrankungen.

Risikofaktoren	Bemerkungen
Rauchen	Inhalatives Rauchen führt zu schwerer Arteriosklerose wie dem berüchtigten Raucherbein und ist zweifellos das schlimmste Gift für die Gefäße.
Erhöhter Blutdruck Hypertonie	Hoher Blutdruck ist der Hauptrisikofaktor für Schlaganfall, Herz- und Nierenversagen, Vorhofflimmern, Aortenaneurysma und andere Herz-Kreislauf-Erkrankungen, aber auch für die vaskuläre Demenz. Frauen leiden bis zu den Wechseljahren seltener, danach häufiger an Hypertonie.
Erhöhte Herzfrequenz	Ein dauerhaft erhöhter Puls ist ein Risikofaktor für Herz-Kreislauf-Erkrankungen.
Fettstoffwechselstörungen	Erhöhtes LDL-Cholesterin und Lp (a) sind Risikofaktoren für eine allgemeine Arteriosklerose, Herzinfarkt und andere Herz-Kreislauf-Erkrankungen. Bei erhöhtem Lp (a) handelt es sich zudem um eine genetische Störung.
Diabetes mellitus	Arteriosklerose, Herzinfarkt, Niereninsuffizienz, dritthäufigste Ursache für Erblindung; Typ 2 meistens durch Übergewicht und falsche Ernährung bedingt, aber auch erblicher Faktor.
Ovulationshemmer (»Antibabypille«)	Frauen ab 30 Jahren, insbesondere Raucherinnen, sind gefährdet. Die Pille kann zur Hypertonie führen zu Gefäßverschlüssen, Embolien und Thrombosen.

Gene, Fettstoffwechsel & Co.

Die Körpergröße, unser Alter und unsere genetischen Veranlagungen können wir nicht beeinflussen. Umso wichtiger sind die Kenntnisse über die beeinflussbaren Risikofaktoren für Herz-Kreislauf-Erkrankungen, um diese im Sinne von ADAM früh erfolgreich zu behandeln, oder besser noch mit nicht medikamentösen Maßnahmen zu verhindern (siehe S. 23).

Sind in der Familie Herz-Kreislauf-Erkrankungen bekannt, beispielsweise ein vorzeitiger Herzinfarkt oder Schlaganfall in jüngeren Jahren bei Blutsverwandten, besteht der Verdacht auf eine genetische Disposition. So ist es auch möglich, dass schlanke Menschen, die sich gesund ernähren, beispielsweise eine erbliche Fettstoffwechselstörung haben, die sich allein durch eine Gewichtsreduktion oder eine Diät nicht ausreichend behandeln lässt. Es mag sich um eine sogenannte familiäre Hypercholesterinämie handeln mit einer Erhöhung des LDL-Cholesterins oder um eine Erhöhung des Lipoproteins (a).

Das »schlechte« LDL-Cholesterin kann heute sehr gut mit verschiedenen Arzneistoffen gesenkt werden. Das ist dann besonders wichtig, wenn bereits Gefäßschäden wie Plaques zum Beispiel in den Halsschlagadern mittels Ultraschall nachgewiesen wurden. Zur Senkung des Lipoproteins (a) gibt es derzeit noch keine gut wirksame Medikation. Erste klinische Studien mit verschiedenen neuen Substanzen sind allerdings vielversprechend.

Die genannten Fettstoffwechselstörungen sind nach dem Rauchen die wichtigsten Gefäßrisikofaktoren und betreffen insbesondere die Herzkranzgefäße und die Halsschlagadern.

Rauchen ist der bedeutsamste Risikofaktor für die Durchblutungsstörungen der Beine, die man auch periphere arterielle Verschlusskrankheit oder »Schaufensterkrankheit« nennt.

Ähnliches gilt für den *Diabetes mellitus*. Die Zuckerstoffwechselstörung vom Typ 2 betrifft insbesondere übergewichtige Menschen, heute sogar bereits im Kindesalter.

Eine Gewichtsreduktion stellt daher die wichtigste therapeutische Maßnahme dar. Wenn in der Familie eine Zuckerstoffwechselstörung schon bekannt ist, sollte die Entstehung von Übergewicht im Sinne der primären Prävention unbedingt vermieden werden.

Zunehmend spielen entzündliche Prozesse bei der Entstehung der Arteriosklerose eine Rolle, die beispielsweise durch Umweltbelastungen wie Feinstaub verursacht werden. Die Partikel mit einer Größe von weniger als einem Zehntel Mikrometer wandern nach der Einatmung aus der Lunge direkt in die Blutbahn. Hier können sie Entzündungsprozesse in der Gefäßwand auslösen und die Entstehung von Plaques sowie Blutgerinnseln fördern.

Auch Mikro- und Nanoplastik stellen in immer größerem Umfang ein gesundheitliches Problem dar. Italienische Forscher haben diese

Kunststoffpartikel sogar in den Plaques der Halsschlagadern nachgewiesen. Bei den Patienten mit Mikroplastik in den Ablagerungen der Halsgefäße traten in den Folgejahren vermehrt Schlaganfälle, Herzinfarkte und Todesfälle auf.

Ein erhöhter Blutdruck ist der häufigste Risikofaktor für Herz-Kreislauf-Erkrankungen und wird später ausführlicher behandelt. Aber nicht jede Blutdruckerhöhung ist mit einem gesteigerten Risiko verbunden.

Alle Normwerte sind willkürlich

Diese Überschrift mag überraschen, doch sie entspricht der Wahrheit: In der Medizin sind sämtliche Normwerte mehr oder weniger willkürlich festgelegt, um eine einfache Einteilung zum Beispiel bei epidemiologischen Untersuchungen oder in Therapiestudien vorzunehmen. Wenn die Grenze für den normalen Blutdruck bei der Selbstmessung mit 135/85 mmHg gesetzt wird, bedeutet dies nicht, dass ein Blutdruck von 134/82 mmHg völlig ohne Risiko und ein Blutdruck von 136/87 mmHg geradezu gefährlich ist. Das Risiko beispielsweise für einen Schlaganfall steigt kontinuierlich mit dem Blutdruck aus dem »noch normalen« Bereich mit sehr geringem Risiko bis zu Extremwerten mit einer hohen Wahrscheinlichkeit für ein negatives Ereignis.

Unsere Kenntnisse über das Risiko des erhöhten Blutdrucks beziehen sich auf große Studien mit vielen Patienten und einer breiten Streuung der Blutdruckwerte. Daher ist es auch unsinnig, das Risiko mit nur einem Schwellenwert anzugeben und ebenso den Zielwert unter Behandlung mit nur einem Wert zu definieren.

Die Europäische Hypertoniegesellschaft hat daraus konsequenterweise die Empfehlung für einen Zielbereich beispielsweise von systolisch zwischen 130 und 140 mmHg für Patienten über 65 Jahren abgeleitet, die auch von der der Deutschen Hypertoniegesellschaft übernommen wurde; für Jüngere 120 bis 130 mmHg.

Ähnlich verhält es sich mit den anderen Risikofaktoren. Wenn die Normgrenze für das LDL-Cholesterin vom Labor mit 160 Milligramm pro Deziliter angegeben wird, bedeutet das nicht, dass bei 158 kein Risiko für eine Arteriosklerose besteht und bei einem Wert von 165 bereits ein sehr hohes Risiko gegeben ist. Ähnlich wie beim Blutdruck gibt es auch beim LDL-Cholesterin eine kontinuierliche Beziehung zum Risiko: je höher, umso größer.

Wiederum ähnlich verhält es sich auch beim *Diabetes mellitus* Typ 2. Hier sind einzelne Zuckerwerte wegen der starken Schwankung des Blutzuckers in Abhängigkeit von der Ernährung, vom Tagesablauf und etlichen anderen Faktoren wenig aussagekräftig. Der Blutzucker lagert sich an den Blutfarbstoff Hämoglobin an und das »verzuckerte« Hämoglobin kann als HbA1c gemessen werden. Der sogenannte Langzeitzuckerwert repräsentiert den Zuckerstoffwechsel über einen Zeitraum von circa drei Monaten und ist sehr aussagekräftig, was das Risiko angeht. Auch hierbei gilt: Je höher der Wert, umso größer ist das Risiko für Arteriosklerose und Herz-Kreislauf-Erkrankungen.

Die »Cholesterinlüge« ist eine Lüge

Wiederholt wurde von sonst geschätzten Fernsehsendern eine »Dokumentation« ausgestrahlt, die den Zusammenhang zwischen Arteriosklerose, Herzinfarkt und erhöhtem Cholesterin negiert, und diesen als »Cholesterinlüge« klassifiziert. Wer jemals – wie ich als junger Arzt an der Poliklinik der Ludwig-Maximilians-Universität München – Kinder und Jugendliche mit einem Herzinfarkt und einer schweren Störung des Fettstoffwechsels, der sogenannten homozygoten familiären Hypercholesterinämie erlebt hat, empfindet die »Cholesterinlüge« nicht nur als absurd, sondern auch als gefährlich. Es gibt eine genetische Störung, die insbesondere in Familien aus dem Nahen Osten auftritt, und zu sehr hohen Cholesterinwerten führt. Die Werte des LDL-Cholesterins können 500 bis über

1000 Milligramm pro Deziliter betragen und mit Lipidsenkern allein nicht ausreichend gesenkt werden. Hier vermag nur die Blutwäsche, auch Apherese genannt, eine ausreichende Senkung zu bewirken und zu verhindern, dass die Kinder schon in ihrem jungen Alter einen Herzinfarkt erleiden. Diese Form der Fettstoffwechselstörung ist zwar selten, zeigt aber eindrucksvoll das dramatische Risiko erhöhter LDL-Werte und den kausalen Zusammenhang zwischen LDL-Cholesterin und Herzinfarkt. Daran besteht kein wissenschaftlicher Zweifel.

Wenig bekannt ist, dass es auch bei uns eine relativ häufige Form der genetischen Störung gibt: die heterozygote – nicht homozygote – familiäre Hypercholesterinämie ist erblich und kann eine Erhöhung des LDL-Cholesterins auf über 200 Milligramm pro Deziliter bewirken. Diese Werte sind sehr gut behandelbar mit den verschiedenen Lipidsenkern, die uns heute zur Verfügung stehen, etwa Statine, Ezetimib, Bempedoinsäure und Evolocumab. Bei Übergewicht ist eine Gewichtsabnahme sehr gut geeignet, um das erhöhte LDL-Cholesterin zu senken.

Das meiste Cholesterin, welches im Blut gemessen wird, kommt nicht aus der Nahrung, sondern wird in unserer Leber produziert. Der Zielwert für die Behandlung bezieht sich nicht auf das Gesamtcholesterin, sondern stets auf das LDL-Cholesterin. LDL ist die Abkürzung für »**L**ow **D**ensity **L**ipoprotein«, das heißt ein Molekül aus Fett und Protein mit niedriger Dichte; dagegen steht HDL für »**H**igh **D**ensity **L**ipoprotein«, also ein dichtes Molekül. Diese Unterscheidung ist besonders wichtig bei Frauen, die durchschnittlich ein deutlich höheres »gutes« HDL-Cholesterin haben im Vergleich zu Männern. Das kann den Wert für das Gesamtcholesterin deutlich erhöhen und zur Fehlinterpretation führen. Behandelt gehört nur ein erhöhtes LDL-Cholesterin. Dagegen ist ein hoher HDL-Wert zwar sehr erfreulich und gut, bedeutet aber keinen ausreichenden Schutz, um ein erhöhtes LDL zu kompensieren.

Was es mit dem Insulin auf sich hat

Diabetes mellitus bedeutet »honigsüßer Durchfluss« und verweist auf den erhöhten Zuckergehalt im Urin. Tatsächlich war die »Urinprobe« ein wichtiges diagnostisches Kriterium. Der englische Arzt Thomas Willis beschrieb das Verfahren im 17. Jahrhundert folgendermaßen: »Der Harn der Kranken ist wunderbar süß, als wäre er mit Zucker oder Honig durchtränkt.« Diabetes Typ 2 war damals sehr selten, stellt aber heute ein stetig zunehmendes gesundheitliches Problem dar.

Beim Typ 2 im Erwachsenenalter besteht im Gegensatz zum Typ 1, der in jüngeren Jahren auftritt, kein Insulinmangel. Zu Beginn der Zuckerstoffwechselstörung ist der Insulinspiegel sogar erhöht, um die sogenannte Resistenz, also die verminderte Ansprache der Zellen auf die Signalwirkung des Hormons, zu überwinden. Diabetes Typ 2 geht meist auf Übergewicht in Kombination mit Bewegungsmangel zurück. Das führt zu einem erhöhten Bedarf an Insulin, um den Zuckerstoffwechsel zu normalisieren. Die Bauchspeicheldrüse produziert dementsprechend mehr Insulin, um die Resistenz im Gewebe bei Übergewichtigen zu kompensieren. Im weiteren Verlauf – nach einigen Jahren – ist sie aber nicht mehr in der Lage, ausreichend Insulin zu produzieren und erschöpft sich. Die Insulinresistenz zu Beginn der Erkrankung kann sehr einfach durch eine Gewichtsreduktion um wenige Kilogramm durchbrochen werden. Die Gewichtsabnahme ist die einzige kausale Therapie beim Diabetes vom Typ 2. Bei der Erkrankung handelt es sich um keine echte Resistenz in dem Sinne, dass Insulin nicht wirkt und der Körper resistent wird, sondern es besteht ein Missverhältnis zwischen Insulinproduktion und -bedarf aufgrund von Übergewicht.

Übrigens

Der Konsum von Süßstoffen als Alternative zu Zucker ist nicht zu empfehlen, da Süßstoffe ihrerseits die Entwicklung von Diabetes begünstigen.

Auf jeden Fall sollten übergewichtige Typ-2-Diabetiker vermeiden, dass eine Insulintherapie notwendig wird, wenn die üblichen Medikamente nicht mehr ausreichen, um den Zuckerstoffwechsel zu normalisieren. Die Insulingabe kann zu einem Teufelskreis führen mit einer appetitsteigernden Wirkung, die zu einer weiteren Zunahme von Gewicht führt, die wiederum eine Steigerung der Insulindosis nach sich zieht. Spätestens dann ist eine Gewichtsreduktion unbedingt anzustreben, um diesen Teufelskreis zu durchbrechen. Hierzu eignen sich die neuen Antidiabetika, die auch zur Gewichtsreduktion eingesetzt werden, wie Semaglutide und ähnliche Substanzen.

Insulingabe führt nicht nur zur sogenannten »Insulinmast«, sondern versagt auch in der Risikoreduktion: Seit der ACCORD-Studie ist bekannt, dass die Patienten mit der maximalen medikamentösen Therapie einschließlich Insulin und der stärksten Senkung des Langzeitzuckerwertes HbA1c tatsächlich am schlechtesten abschneiden hinsichtlich der Senkung von Morbidität und Mortalität. Ursächlich hierfür war primär eine deutliche Gewichtszunahme unter der Maximaltherapie mit Insulin. Viel hilft also in diesem Fall nicht viel. Daher wurden auch die Therapieziele für den HbA1c-Wert gelockert.

Kurz und knapp

Insulin ist ein Segen und lebensnotwendig beim Typ-1-Diabetes, aber problematisch bei Typ-2-Diabetes!

Gefäßgift Rauchen

Zigarettenrauch ist das stärkste Gefäßgift überhaupt. Nikotin macht süchtig, und die anderen tausend Inhaltsstoffe führen zur toxischen Schädigung der Arterien. Alle Gefäße werden geschädigt, keines bleibt verschont. Rauchen ist aber nicht nur Gift für die Gefäße und die Lunge, sondern auch ein wesentlicher Risikofaktor für verschiedene Krebsarten. Ein Rauchstopp kann das Risiko wieder senken und die Lebensqualität deutlich verbessern. Schon nach kurzer Zeit wird weniger gehustet und die Kurzatmigkeit nimmt ab. Das Risikoniveau eines Nichtrauchers stellt sich in Abhängigkeit von der Dauer des Nikotinkonsums nach einigen Jahren der Abstinenz wieder ein.

»Mit dem Rauchen aufzuhören ist die einfachste Sache der Welt – ich hab's schon 30-mal geschafft.« Dieses Zitat von Mark Twain verweist auf die immer wieder unternommenen Versuche, der Sucht zu rauchen ein endgültiges Ende zu setzen. Nach wie vor die beste Methode ist die sogenannte »Schluss-Punkt-Methode«: von einem Tag auf den anderen sämtliche Zigarettenvorräte vernichten und das Rauchen total einstellen.

Die Überzeugung, etwas für sich selbst, für die eigene Gesundheit, fürs eigene Leben zu tun, bildet die beste Voraussetzung für einen dauerhaften Erfolg. Im Gegenzug erhält man eine bessere Kondition, einen besseren Geschmack und ein längeres Leben.

Ganz besonders wichtig ist es, beim Nikotinstopp auf das Gewicht und die Ernährung zu achten. Raucher haben einen höheren Grundumsatz, das heißt, sie verbrauchen mehr Kalorien als Nichtraucher, und können daher vergleichsweise auch mehr essen als Nichtraucher, ohne zuzunehmen. Wenn Sie nun das Rauchen einstellen, aber die Kalorienzufuhr gleich halten, kommt es zwangsläufig zur Gewichtszunahme. Die Stoffwechselumstellung dauert in der Regel vier bis sechs Wochen. Wenn Sie in diesem Zeitraum bewusster essen, auf kalorienreiche Nahrung verzichten und die körperliche Aktivität steigern, ist die unerwünschte Gewichtszunahme in der Regel vermeidbar.

Mit Medikamenten der Sucht entkommen

Als besonders wirksame Behandlungsmöglichkeiten stehen Vareniclin und Cytisin zur Verfügung. Vareniclin reizt den Nikotinrezeptor, also die Andockstelle im Gehirn, lindert so das Verlangen nach Nikotin und reduziert die Sucht. Cytisin ist unter anderem im Samen des Goldregens enthalten und wirkt ebenfalls am Nikotinrezeptor. Zur Entwöhnung kann auch der Einsatz von Nikotinpflaster oder ein kurzwirksames Nikotin-Kaugummi hilfreich sein. E-Zigaretten sind als Ersatz nicht zu empfehlen.

Was uns stresst und wie wir darauf reagieren

So wie unser Herz tagein, tagaus im Wechsel von Systole und Diastole arbeitet, unterliegt unser ganzes Leben einem rhythmischen Wechsel von Tag und Nacht, Anspannung und Entspannung, Aktivität und Ruhe. Ist dieser Rhythmus im Gleichgewicht und gut ausbalanciert, so sind und bleiben wir gesund.

Stress bedeutet eine überwiegende Anspannung durch zu viel oder zu fordernde Arbeit, zu viele Probleme, körperlich oder geistig, und einiges mehr. Geschieht dies über einen längeren Zeitraum, spricht man von chronischem Stress, bei dem es zu ernsthaften gesundheitlichen Störungen kommen kann. Ein Grundproblem liegt darin begründet, dass Stress einerseits vom Betroffenen über lange Zeit gar nicht wahrgenommen wird, und sich andererseits vom Arzt nicht ohne weiteres messen lässt, wie beispielsweise Blutdruck, Cholesterin oder Zucker.

In den letzten Jahren wurden Geräte entwickelt, welche die Herzratenvariabilität als Stressparameter in Zahlen fassen und entsprechend auch für die Selbstmessung geeignet sind. So ist es möglich, das eigene Stresslevel zu erfassen und den Erfolg von Entspannung und Stressbewältigung zu überprüfen.

Will man die Auswirkungen von Stress auf den Organismus und die Möglichkeiten des Stressabbaus verstehen, sollte man zunächst eine Begriffsbestimmung vornehmen. Man muss nämlich zwischen Stressfaktoren, auch Stressoren genannt, und Stressreaktionen unterscheiden.

Die Stressfaktoren der heutigen Zeit sind vor allem Zeitdruck, Hektik, familiäre, berufliche und finanzielle Probleme sowie Überforderung. Es handelt sich also um Faktoren, die größtenteils unabhängig von unserem Willen auf uns zukommen und einströmen. Daneben gibt es Stressfaktoren, die man sich selbst schafft, wie beispielsweise schlechte Zeitplanung, finanzielle Risiken oder Selbstüberschätzung. Doch nicht für alle Stressoren sind wir selbst verantwortlich. Schließlich kann extremer Stress leider auch durch Krieg, Terror, Verbrechen und andere Formen der Gewalt entstehen.

Die Stressreaktion ist die Art und Weise, wie unser Körper auf Stressfaktoren reagiert. So unterschiedlich die individuellen Stressfaktoren sein können, so unterschiedlich kann auch die organische Stressantwort ausfallen. Warum der eine Mensch durch chronische berufliche oder familiäre Überlastung ein Magengeschwür bekommt, der andere Migräne und der dritte hohen Blutdruck, ist letztlich nicht geklärt. Wahrscheinlich sind unterschiedliche genetische Prädispositionen, also Veranlagungen und Erbfaktoren, für die verschiedenen Stressantworten entscheidend.

Es reagieren jeweils die individuell schwächsten Organsysteme am empfindlichsten auf Stress, sei es bei einem der Magen, beim anderen der »Kopf« oder beim dritten der Kreislauf. So kann man sich die unterschiedlichen Muster der Stressreaktion bei gleichem Stressfaktor erklären. Der »Vorteil« von Kopfschmerzen, Magenschmerzen oder Herzschmerzen in oder nach einer Stresssituation besteht darin, dass der Körper ein spürbares negatives Signal aussendet. Das ermöglicht dem Betroffenen, den Ursachen seiner Beschwerden leichter auf den Grund zu gehen, und die Zusammenhänge zu verstehen.

Schlechter dran sind Menschen, die beispielsweise mit hohem Blutdruck reagieren, deren Gefäße sich verengen, deren Blutzucker ansteigt oder deren Blutgerinnung aktiviert wird, da sie alle diese

Stressfolgen nicht unmittelbar wahrnehmen. Akute Beschwerden bleiben zunächst aus. Dabei sind es aber gerade diese nicht wahrnehmbaren Stressfolgen, die zu schwerwiegenden Störungen bis hin zum Herzinfarkt und Schlaganfall führen können. Es besteht heute kein Zweifel mehr, dass chronischer Stress eine ganz wesentliche Ursache für Herz-Kreislauf-Erkrankungen darstellt. Seine schwere Messbarkeit im ärztlichen Alltag ist jedoch dafür verantwortlich, dass der Faktor Stress in der Medizin ganz allgemein nach wie vor leider vernachlässigt wird.

Brauchen wir Stress – und wenn ja, wie viel?

Nun hört man aber häufig, dass Stress notwendig sei und zum Leben dazugehöre. Das ist in gewissem Sinne auch vollkommen richtig, denn ohne »gesunde« Stressreaktionen hätte die Menschheit nicht überlebt. Unsere Vorfahren waren viele tausend Jahre auf schnelle Reaktionen von Blutkreislauf, Stoffwechsel und Blutgerinnung angewiesen, um in der Steppe oder im Urwald überleben zu können: Angriff und Flucht sind nur möglich, wenn Kräfte »blitzschnell« zur Verfügung stehen.

Hierzu bedarf es ausreichend Energie, das heißt Zucker, Fett und Sauerstoff. Der Blutdruck und der Puls schießen reflexartig nach oben, um die Muskulatur ausreichend mit Nährstoffen und Sauerstoff zu versorgen. Auch die Blutgerinnung muss im Verletzungsfall sofort funktionieren. Es wird deutlich, dass all diese Stressreaktionen ursprünglich lebenserhaltend wirkten und ein Überleben überhaupt erst möglich machten. Ausgelöst werden sie durch Nervenimpulse und Stresshormone, deren wichtigste Vertreter Adrenalin und Cortison sind. Beide werden in der Nebenniere produziert. Adrenalin steht bei Bedarf – zur Fluchtreaktion oder beim Start zum 100-Meter-Lauf – innerhalb einer Zehntelsekunde in ausreichender Menge bereit. Ohne diese Hormone gäbe es auch für den Menschen des 21. Jahrhunderts kein Überleben. Für ihre Ausschüttung ist das vegetative Nervensystem zuständig, das den Blutkreislauf, die Herztätigkeit, den Stoffwechsel und auch das Immunsystem reguliert.

Während diese Stressreaktionen in der Steinzeit lebensnotwendig waren und unseren Vorfahren das Überleben sicherten, können sich die gleichen Reaktionen beim modernen Menschen, beispielsweise am Schreibtisch oder im Auto, fatal auswirken. Wir reagieren heute nämlich auf unsere heutigen Stressfaktoren nach exakt dem gleichen Muster wie unsere Vorfahren. Der entscheidende Unterschied ist, dass wir nicht mehr fliehen oder angreifen, sondern gestresst am Schreibtisch sitzen, im Stau stehen oder zu Hause auf dem Sofa liegen.

Würden wir die Flucht ergreifen oder Beute erlegen, wären Blutdruckanstieg, Stoffwechsel- und Gerinnungsaktivität tatsächlich notwendig, würden anschließend aber rasch wieder auf das jeweilige Normalmaß zurückgefahren. Unsere modernen Stressfaktoren treffen uns jedoch für gewöhnlich im Zustand körperlicher Ruhe, beispielsweise am Schreibtisch oder am Steuer. Somit sind die Reaktionen von Kreislauf und Stoffwechsel im Grunde sinnlos, da wir einen erhöhten Blutdruck, eine erhöhte Herzfrequenz und einen erhöhten Blutzucker gar nicht oder zumindest nicht in diesem Ausmaß benötigen.

Dadurch wird deutlich, wie gut körperliche Aktivität und Sport auch zum Abbau von akutem Stress geeignet sind. Dauerhaft senken sie die Stressanfälligkeit und erhöhen die Stresstoleranz oder Resilienz, wie es heute heißt.

Chronischer Stress macht kaputt

Unser vegetatives Nervensystem kann die einzelnen Reizquellen nicht unterscheiden. Es reagiert stets gleichförmig, sei es bei tatsächlicher körperlicher Gefahr oder bei psychischem Stress. Das erhöhte Aktivitätsniveau wird nicht auf natürliche Weise, also durch körperliche Aktivität, wieder abgesenkt, sondern hält sehr viel länger an und schädigt, von uns unbemerkt, Herz und Gefäße. Das erklärt, wie chronischer Stress beispielsweise zu dauerhaft hohem Blutdruck führen kann, als Risikofaktor für die Arteriosklerose und den Schlaganfall wirkt und sogar als Auslöser für einen Herzinfarkt oder plötzlichen Herztod in Betracht kommt.

Dem kann man jedoch buchstäblich davonlaufen: Körperliche Bewegungsaktivität wirkt erwiesenermaßen stresssenkend. Stressabbau gelingt zudem sehr gut durch Entspannung, Erholung und guten Schlaf.

Wie (a)soziale Medien unserer Gesundheit schaden

Viele Studien zeigen inzwischen, dass die intensive Nutzung der sozialen Medien Auswirkungen auf die psychische Gesundheit haben kann. Insbesondere bei jüngeren Menschen wird hier ein neuer Stressfaktor beobachtet, der eventuell Depression und andere psychische Leiden nach sich zieht, wenn beispielsweise die Selbstoptimierung nicht funktioniert und die falschen Schönheitsideale nicht erreicht werden. Im Teenageralter steigen mit dem Medienkonsum die Zahlen für Depression und Suizidgedanken. Die angeblich sozialen Medien sind kommerziell konzipiert, um Sucht zu erzeugen und um Werbung zu verbreiten. Das gelingt am besten in jüngeren Jahren und kann schwerwiegende Nebenwirkungen hervorrufen.

Je mehr Zeit mit den digitalen Medien verbracht wird, desto weniger Zeit bleibt für echte soziale Kontakte und Kommunikation. So entwickeln sich die sozialen Medien immer mehr zu asozialen Medien, die dem realen Leben entgegenstehen und zur Vereinsamung führen.

Die digitale Reizüberflutung durch intensive »Nutzung« der Medien kann unser Gehirn überfordern und sogar zur Sucht werden. Der Genuss wird zum Verdruss, wenn beispielsweise die erhofften Likes ausbleiben, und stattdessen negative Kommentare kommen. Dann schüttet unser Gehirn keine Glückshormone aus, sondern

Stresshormone und die negativen Gefühle überwiegen. Die größte gesundheitliche Gefahr geht entsprechend vom Cybermobbing aus, bei dem die Belastung zur beabsichtigten Wirkung gehört.

Abgesehen davon besteht auch eine Gefahr der Überflutung mit falschen Nachrichten und Desinformation. Es ist dringend notwendig, den jungen Konsumenten eine gesunde und vernünftige Medienkompetenz zu vermitteln. Hier sind die Eltern und die Schule in der Pflicht. Doch auch Erwachsene müssen auf ihre geistige Gesundheit aufpassen: Die Krisen der letzten Jahre haben bei vielen Menschen ein hochproblematisches Benutzungsmuster von sozialen Medien und Nachrichten hervorgerufen, das man als zwanghaftes Scrolling, »um nichts zu verpassen«, beschreiben könnte.

Wo »passiert« Stress eigentlich?

Stressabbau beginnt im Kopf, mit eingeschaltetem Gehirn. Dabei spielen unsere Mandelkerne, die Amygdalae, die ungefähr jeweils am unteren Ende der beiden Großhirnlappen des Gehirns sitzen, eine wesentliche Rolle. Sie sind von überragender Bedeutung bei der Bewertung von Stressfaktoren, Gefahren und Ängsten, verarbeiten die äußeren Impulse und sind für emotionale Reaktionen verantwortlich. In Abhängigkeit von der Reizverarbeitung senden die Mandelkerne positive oder negative Signale an das vegetative Nervensystem. Letztere führen zu erhöhtem Blutdruck, einer Steigerung der Herzfrequenz und einer Verengung der Gefäße. Negative Reize können aber bewusst verhindert werden, wenn wir unsere Wahrnehmung, Bewertung und Einstellung überprüfen und diese im Sinne der kognitiven Umstrukturierung ändern. Darauf kommen wir weiter unten zu sprechen (siehe S. 143).

Tab. 3: Checkliste Herz-Kreislauf-Risiko.

Das Risiko für eine Herz-Kreislauf-Erkrankung steigt mit dem Alter, dem Vorhandensein der klassischen Risikofaktoren und der erblichen Belastung. Machen Sie Ihren persönlichen Test. Sind Ihre Werte alle im grünen Bereich oder steht die Ampel überwiegend auf Rot?

Blutdruck	Ampel
Normal	Grün
Hoch, behandelt und im Normbereich	Gelb
Hoch, unbehandelt	Rot

Eine dauerhafte gute Blutdruckeinstellung, bei der Selbstmessung zu Hause etwa unter 135/85 mmHg senkt das Risiko zum Beispiel für einen Schlaganfall erheblich.

Fettstoffwechsel	Ampel
LDL-Cholesterin unter 130 mg	Grün
LDL-Cholesterin 130 bis 160 mg	Gelb
LDL-Cholesterin über 160 mg	Rot
Lipoprotein (a) über 100 mg	Rot

Die Messung des Gesamtcholesterins ist für die Risikobestimmung nicht ausreichend, insbesondere bei Frauen. Diese weisen häufig hohe Wert an HDL-Cholesterin auf, das jedoch einen Schutzfaktor für die Gefäße darstellt. Behandelt wird nur ein erhöhtes LDL-Cholesterin, das ein wichtiger Risikofaktor für Arteriosklerose und Herzinfarkt ist.

Bei Übergewicht sollte eine Gewichtsreduktion die erste Maßnahme zur Normalisierung des Fettstoffwechsels sein, bei Normalgewicht sind diätetische Maßnahmen dagegen meist nicht ausreichend für eine Senkung in den Normbereich, was eventuell eine medikamentöse Therapie indiziert.

Ein erhöhter Lipoprotein-(a)-Wert im Blut ist ein weiterer Risikofaktor. Dieser wird insbesondere bestimmt, wenn der Verdacht auf eine genetische Fettstoffwechselstörung bei vorzeitigen Herz-Kreislauf-Erkrankungen in der Familie besteht.

Zuckerstoffwechsel	Ampel
Normaler Blutzucker	Grün
Diabetes mellitus	Rot

Diabetes Typ 2 wird in den meisten Fällen durch Übergewicht und Bewegungsmangel hervorgerufen. Mit einer Gewichtsreduktion und körperlicher Aktivität ist es möglich, den Zuckerstoffwechsel wieder komplett normalisieren. Hohe Gefahr besteht für übergewichtige Diabetiker, die den Blutzucker nur mit Insulin im Normbereich halten können. Diese Patienten profitieren ganz besonders von den beiden einschlägigen Maßnahmen.

Gewicht	Ampel
BMI unter 27	Grün
BMI 27 bis 30	Gelb
BMI über 30	Rot

Wer übergewichtig, aber sportlich aktiv und fit ist, hat ein deutlich niedrigeres Herz-Kreislaufrisiko im Vergleich zu inaktiven Dicken. Der BMI (Body Mass Index) gibt Aufschluss, ob Ihr Gewicht zu hoch, im Normalbereich oder sogar zu niedrig ist. Zur Berechnung des BMI wird das Körpergewicht zur Körpergröße ins Verhältnis gesetzt. Im Internet findet man entsprechende BMI-Rechner.

Sport	Ampel
Mindestens zweimal pro Woche 30 bis 40 Minuten	Grün
Mindestens einmal pro Woche	Gelb
Keine sportliche Aktivität	Rot

Sport ist die beste Medizin gegen alle Herz-Kreislauf-Erkrankungen und es gibt keine Pille, die all seine positiven Effekte und Eigenschaften in sich vereint. Gewichtsreduktion geht am besten mit erhöhter körperlicher Aktivität. Die Durchblutung aller wichtigen Organe wie Hirn und Herz wird durch Sport deutlich verbessert, die Zucker- und Fettstoffwechsel normalisieren sich, der Blutdruck sinkt.

Rauchen	Ampel
Nichtraucher	Grün
Weniger als fünf Zigaretten pro Tag	Gelb
Mehr als fünf Zigaretten pro Tag	Rot

Wer es schafft, sich auf gelegentlich eine Zigarette nach dem Essen im Sinne von Genussrauchen zu beschränken, hat wahrscheinlich kein erhöhtes Risiko. Besser ist es dennoch, den Nikotinkonsum ganz einzustellen.

Stress	Ampel
Kein wesentlicher Stress	Grün
Gelegentlicher Stress wie Hektik und Zeitdruck	Gelb
Dauerstress, beruflich, persönlich oder familiär	Rot

Chronischer Stress steht als Risikofaktor für den Herzinfarkt nach Fettstoffwechselstörungen und Rauchen an dritter Stelle!

Erbliche Belastung	Ampel
Kein vorzeitiger (vor dem 60. Lebensjahr) Herzinfarkt oder Schlaganfall in der Familie	Grün
Vorzeitiger Herzinfarkt oder Schlaganfall in der Familie	Rot

Auch bei gesunder Lebensweise und Normalgewicht besteht die Gefahr einer erblichen Störung, zum Beispiel im Fettstoffwechsel. Wenn in der Familie, also bei Blutsverwandten, vorzeitige Herz-Kreislauf-Erkrankungen bekannt sind, besteht der Verdacht auf eine erbliche Disposition. Eine ärztliche Untersuchung ist auch bei Beschwerdefreiheit angezeigt, um das individuelle Risiko zu bestimmen.

Bluthochdruck und seine Ausprägungen

Arterielle Hypertonie

Die erste Versicherungsgesellschaft, die die Auswirkungen von Bluthochdruck auf die Lebenserwartung quantifizierte, war die Metropolitan Life Insurance Company. Untersuchungen in den 1960er-Jahren zeigten, dass ein 35-jähriger Mann mit Hypertonie eine reduzierte Lebenserwartung von etwa fünf bis zehn Jahren haben kann, abhängig vom Schweregrad. Diese Erkenntnisse führten zu einem besseren Verständnis der Risiken von Bluthochdruck und deren Einfluss auf die Lebenserwartung.

Ein erhöhter Blutdruck ist der häufigste Risikofaktor für Durchblutungsstörungen von Gehirn, Augen, Herz und Nieren. Gleichzeitig sind die Behandlung einer Hypertonie und die Blutdrucksenkung sehr erfolgreich zur Reduktion des Risikos für Schlaganfall, Herzinsuffizienz und Nierenversagen. Die Senkung eines erhöhten Blutdrucks ist die erfolgreichste präventive Maßnahme im gesamten Medizinbereich. In Deutschland sind circa 20 Millionen Menschen betroffen und können von einer guten Blutdruckeinstellung profitieren.

Eine Differenzierung der verschiedenen Erscheinungsformen der arteriellen Hypertonie ist notwendig zur Risikoabschätzung und für die Therapieentscheidung. Im Folgenden werden einige Hypertonie-Phänomene beschrieben, die bisher zu wenig Beachtung gefunden haben.

Die primäre arterielle Hypertonie, früher essentielle Hypertonie, hat eine multifaktorielle Genese, das heißt verschiedene Faktoren kommen ursächlich in Betracht. Auf dem Boden einer genetischen Disposition bei etwa einem Drittel aller Betroffenen führen vor allen Dingen Lebensstilfaktoren zur Manifestation des hohen Blutdrucks im mittleren Lebensalter. Neben körperlicher Inaktivität und Übergewicht ist chronischer Stress hier ein wichtiger und zunehmend häufiger Faktor. Die sogenannte maskierte Hypertonie gilt als Paradebeispiel des stressinduzierten Bluthochdrucks.

Praxishypertonie

Praxis- oder Weißkittelhypertonie beschreibt den situationsbedingt erhöhten Blutdruck in der Praxis oder Klinik bei normalen Blutdruckwerten im Alltag. Aufgedeckt wird die Diskrepanz durch eine normale ambulante Blutdruck-Langzeitmessung im Alltag über 24 Stunden (siehe Abbildung 6) oder die mehrfache Selbstmessung des Blutdrucks und Aufzeichnung über einige Tage. Hier bedarf es keiner Therapie, aber der Blutdruck sollte in den Folgejahren weiter kontrolliert werden.

Maskierte Hypertonie

Die maskierte Hypertonie bildet das Gegenstück zur Praxishypertonie. Sie ist definiert als eine Form des Bluthochdrucks mit normalen Werten in der Praxis oder Klinik und erhöhten Werten im Alltag be-

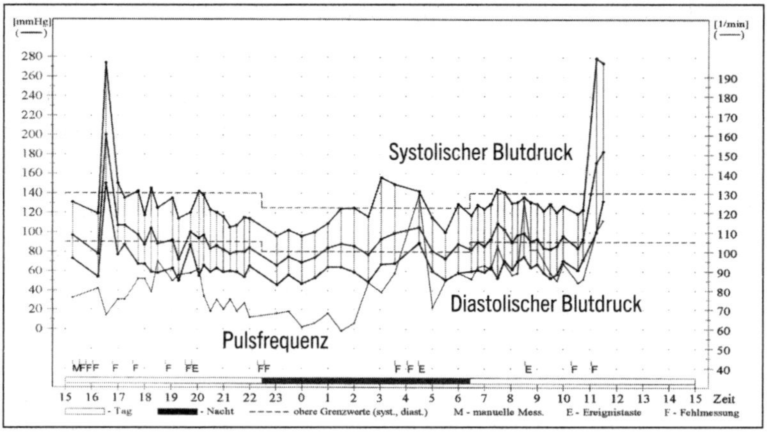

Abb. 6: Ambulante Blutdruck-Langzeitmessung über 24 Stunden einer 45-jährigen Frau mit Praxishypertonie: sehr hohe Blutdruckwerte bei der ersten Messung in der Praxis nach Anlegen des Gerätes und am nächsten Tag beim Ablegen, ansonsten normale Blutdruckwerte – abgesehen von einigen Fehlmessungen (F). Quelle: Originalausdruck, MM.

ziehungsweise am Arbeitsplatz. Hier kann die ABDM oder Selbstmessung die erhöhten Werte aufdecken. Geschieht das nicht, bleibt die maskierte Hypertonie unerkannt und demnach entsprechend unbehandelt. Sie tritt aber teils auch bei bereits in Behandlung befindlichen Hypertonikern auf, deren Blutdruck in der Praxis gut eingestellt erscheint, im Alltag allerdings noch über dem Therapieziel liegt. Die maskierte Hypertonie wird häufiger bei Männern beobachtet in Verbindung mit ungesunden Lebensstilfaktoren – Nikotinkonsum, hoher Alkoholkonsum, Übergewicht – und psychosozialen Stressfaktoren.

Bekanntermaßen führt die alleinige Verwendung der konventionellen Blutdruckmessung in der Praxis bei circa 20 bis 30 Prozent der Patienten zu einer Fehleinschätzung des tatsächlichen Blutdruckniveaus im Alltag. Mit der ABDM kann beispielsweise eine Praxishypertonie aufgedeckt und die maskierte Hypertonie demaskiert werden. Ihre Durchführung wird daher von den medizinischen Leitlinien ausdrücklich empfohlen.

Die maskierte Hypertonie ist die klassische Form von stressinduziertem Bluthochdruck mit erhöhten Werten im Arbeitsalltag unter hoher Stressbelastung bei normalen Werten in der Praxis in Ruhe und unter »standardisierter« Belastung. Insbesondere die Diskrepanz zwischen hohem Blutdruck während mentaler Beanspruchung im Alltag und normaler Blutdruckreaktion unter körperlicher Belastung auf dem Ergometer oder Laufband spricht für die ursächliche Beteiligung von Stress. Eine solche Konstellation ist charakteristisch für diese besondere Hochdruckform. So kann ein wichtiger kausaler Faktor der primären Hypertonie aufgedeckt werden.

Die stressinduzierte Hypertonie findet in der täglichen Praxis noch zu wenig Beachtung beziehungsweise wird nicht als solche charakterisiert und beschrieben. Neben der Anamnese zur Erfassung der psychosozialen und mentalen Stresssituation, bedarf es der optimalen Charakterisierung der betroffenen Patienten mittels ABDM. Nur so kann stressinduzierter Bluthochdruck, wie er im Rahmen der maskierten Hypertonie auftritt, entdeckt werden. Circa 20 bis 30 Prozent aller Hypertoniker sind von dieser Ausprägung betroffen.

Isolierte systolische Hypertonie

Die isolierte systolische Hypertonie (ISH) ist Folge einer erhöhten Gefäßsteifigkeit im Alter und muss bei älteren Menschen behandelt werden. Wie bereits erwähnt, ist dagegen die ISH bei jungen, meist sportlichen und großen Männern Ausdruck einer gesteigerten Amplifikation, einer gutartigen Erhöhung des systolischen Blutdrucks in der Armarterie bei sehr elastischen Gefäßen oder einer erhöhten Auswurfleistung des Herzens. Hier besteht kein erhöhtes Risiko und eine Behandlungsindikation ist nicht gegeben. Die Differenzierung zwischen »guter« und »schlechter« systolischer Hypertonie erfolgt mit der Pulswellenanalyse zur Bestimmung des aortalen Blutdrucks. Im Folgenden arbeiten wir den Unterschied etwas genauer heraus.

Die ISH ist definiert als erhöhter systolischer Blutdruck mit normalen oder niedrigen diastolischen Werten: über 140 mmHg systolisch und unter 90 mmHg diastolisch bei der konventionellen Blutdruckmessung am Oberarm in der Praxis oder Klinik.

Schon lange bekannt ist die ISH als typische Hochdruckform im Alter. Die Bedeutung der systolischen Blutdruckerhöhung bei juveniler »Hypertonie« hat dagegen erst in letzter Zeit Aufmerksamkeit bekommen. Dank neuer Messverfahren ist eine bessere Differenzierung der beiden sehr verschiedenen Hochdruckformen möglich.

Mit zunehmendem Lebensalter steigt der Blutdruck stetig an. Während der diastolische Blutdruck ab der fünften Lebensdekade wieder absinkt, steigt der systolische Blutdruck weiter. So kommt es zur typischen isolierten systolischen Hypertonie im Alter mit großer Blutdruckamplitude. Bei einem Druck von beispielsweise 165/75 mmHg beträgt die Amplitude 90 mmHg – die Folge einer erhöhten Gefäßsteifigkeit. Dieser Wert lässt bereits Rückschlüsse auf das Gefäßalter und das biologische Alter zu. Die ISH ist die häufigste Hypertonieform mit einer Häufigkeit von über 75 Prozent bei den über 70-jährigen. Ihre Behandlung trägt wesentlich zur Vermeidung einer Herzinsuffizienz oder eines Schlaganfalles bei. Das gilt bis ins hohe Alter, also auch über 85 Jahre, wie die Studiendaten zeigen.

Juvenile ISH

Hier ist die systolische Blutdruckerhöhung bedingt durch eine starke Amplifikation, also eine gutartige physiologische Erhöhung der Druckwelle vom Herzen und der Brustaorta zum Messpunkt in der Armarterie. Betroffen sind insbesondere große, schlanke, sportliche Jugendliche und junge Männer.

Die erhöhte Amplifikation ist Ausdruck einer besonderen Gefäßelastizität oder eines erhöhten Herzschlagvolumens bei niedrigem oder normalem zentralem Blutdruck in der Brustaorta. Entsprechend ist die Prognose gut und eine blutdrucksenkende Therapie ist den

Leitlinien entsprechend nicht erforderlich. Die konventionelle Messung des Blutdrucks über der Armarterie überschätzt den aortalen Blutdruck bei jungen Menschen mit elastischen Gefäßen, und unterschätzt diesen bei älteren Patienten mit Gefäßsteifigkeit und Arteriosklerose.

Eine Differenzierung ist mittels moderner Pulswellenanalyse möglich. Hierbei wird der brachiale Blutdruck am Oberarm – in der *Arteria brachiales* – gemessen, und der aortale Blutdruck über eine Transferfunktion errechnet. Die Ableitung der Druckwelle bei Jungen mit juveniler ISH zeigt die überhöhte systolische Welle und errechnet den normalen beziehungsweise niedrigen aortalen Blutdruck. Mit zunehmendem Alter lässt die Gefäßelastizität nach und die langsame »Materialermüdung« der Arterien führt zu einer verminderten Amplifikation, und einem Abfall des peripheren systolischen Blutdrucks in der Armarterie. In der dritten Lebensdekade nähert sich daher der brachiale Blutdruck dem aortalen Druck wieder an. Diese scheinbare Normalisierung des brachialen Blutdrucks in der Armarterie ist daher letztlich Ausdruck einer nachlassenden Gefäßelastizität.

Die Beurteilung des aortalen Blutdrucks in der Brustschlagader ermöglicht eine bessere Risikoabschätzung im Vergleich zur Blutdruckmessung am Arm. So kann verhindert werden, dass junge Menschen mit juveniler ISH unnötig behandelt werden.

Isolierte diastolische Hypertonie

Wenn der obere systolische Blutdruck im Normbereich unter 140 mmHg ist und der untere diastolische Wert mit über 90 mmHg erhöht ist, liegt eine isolierte diastolische Hypertonie vor. Diese Konstellation wird üblicherweise zu Beginn der primären Hypertonie im jüngeren und mittleren Alter gemessen, während sie sich entwickelt und manifestiert. So findet man beispielsweise 135/102 mmHg bei einem 35-jährigen Mann mit noch gesunden Arterien, aber nicht bei einem 75-Jährigen. Die Höhe der beiden Werte und ihr Verhältnis zueinander sagt etwas über das Gefäßalter und damit auch über das biologische Alter der betroffenen Person aus.

Das Risiko für Herz-Kreislauf-Erkrankungen ist bei isolierter diastolischer Hypertonie wesentlich geringer als bei isolierter systolischer Hypertonie im Alter. Es gibt keine Blutdruckmedikamente, die nur den diastolischen – oder nur den systolischen – Blutdruck senken und hier bevorzugt zum Einsatz kommen. Auch liegen nur wenige Therapiestudien zur diastolischen Hypertonie vor. Als Zielwert werden 80 bis 85 mmHg empfohlen.

Systolische und diastolische Hypertonie

Wenn beide Blutdruckwerte erhöht sind, handelt es sich um die systolische und diastolische Hypertonie mit einem deutlich erhöhten Risiko für Herz-Kreislauf-Erkrankungen und Schlaganfall. Hier müssen beide Werte gesenkt werden, was mit den üblichen Blutdruckmedikamenten auch recht gut gelingt. Nicht medikamentöse Maßnahmen wie Gewichtsabnahme, Steigerung der körperlichen Aktivität und Stressreduktion sind ebenfalls bestens zu einer Senkung geeignet. Pro Kilogramm verlorenem Körpergewicht beispielsweise sinkt der Blutdruck durchschnittlich um circa zwei mmHg. Bei Übergewicht und einer Gewichtsabnahme von fünf bis zehn Kilogramm entspricht das einer Blutdrucksenkung, wie sie sonst nur mit einem Medikament möglich wäre.

Maskierte aortale Hypertonie

Im Alter mit erhöhter Gefäßsteifigkeit kann die steife Brustaorta das Blut nicht mehr mit ausreichendem Druck in die Peripherie pumpen. Es mag sogar zu einem Druckabfall zwischen dem Herzen, der Brustaorta und dem Messpunkt in der Oberarmarterie kommen. Ist dabei der Druck in der Aorta erhöht und der Druck in der Armarterie im

Normbereich, besteht eine maskierte aortale Hypertonie. Eine konventionelle Messung am Oberarm allein erkennt den erhöhten aortalen Blutdruck nicht. Somit wird auch das Risiko eines erhöhten Druckes in der Brustaorta unterschätzt und eine eventuell notwendige Behandlung nicht eingeleitet. Aufdecken und demaskieren kann man diese Konstellation mit der Pulswellenanalyse zur Bestimmung des aortalen Blutdrucks.

Belastungsblutdruck

Der große Vorteil der Blutdruckmessung während einer körperlichen Belastung, beispielsweise auf dem Fahrrad-Ergometer, ist die Erfassung des Blutdruckverhaltens unter reproduzierbaren, standardisierten körperlichen Bedingungen. Das gewährleistet eine sehr gute Vergleichbarkeit der Blutdruckwerte. Unter körperlicher Belastung treten emotional und psychisch bedingte Blutdrucksteigerungen, wie sie in der Praxis häufig beobachtet werden, in den Hintergrund.

Die Diagnose einer Belastungshypertonie hat insbesondere eine prognostische Bedeutung. Aus therapeutischer Sicht spielt die Beeinflussung des Belastungsblutdrucks bei der Auswahl der Antihypertensiva, der Blutdrucksenker, keine bedeutende Rolle.

Unter dynamischer körperlicher Belastung steigt der systolische Blutdruck kontinuierlich als Folge eines erhöhten Schlagvolumens des Herzens an, während der diastolische Blutdruck gleichbleibt oder nur geringgradig ansteigt. Erst bei maximaler Belastung steigt auch der diastolische Blutdruck an, weil die Maximalleistung eine isometrische Muskelkontraktion erfordert, die zu einer starken Zunahme des Gefäßwiderstandes führt.

Die besten Daten zur Belastungshypertonie liegen bei einer submaximalen Last von 100 bis 125 Watt auf dem Fahrradergometer vor. In der Literatur gibt es etliche Hinweise darauf, dass eine Belastungsuntersuchung beispielsweise bei normotensiven Personen, also solchen, die noch nicht an Bluthochdruck leiden, eine Hypertonieentwicklung vorhersagen kann, und bei hypertensiven Patienten eine zusätzliche prognostische Einschätzung ermöglicht. So vermag die Belastungsuntersuchung wichtige zusätzliche Hinweise zu liefern, die eventuell auch eine Therapieentscheidung erleichtern.

Die Deutsche Hypertoniegesellschaft empfiehlt für Männer und Frauen im mittleren Lebensalter eine obere Normgrenze von 200/100 mmHg im submaximalen Bereich bei 100 Watt. Eine Beurteilung des Blutdrucks bei maximaler Leistung ist weniger aussagekräftig. Die Gründe dafür sind die schwierige Messung und Bewertung insbesondere des diastolischen Blutdrucks, häufig überschießende Reaktionen wegen des hohen Kraftanteils und ein Mangel an prognostischer Wertigkeit. Insbesondere bei älteren und untrainierten Patienten, die keine 100 Watt erreichen, wird der Blutdruck auf einer niedrigeren Belastungsstufe beurteilt.

In den europäischen Leitlinien findet sich folgende Formulierung: »Ein Anstieg des systolischen Belastungsdrucks über 200 mmHg während der ersten sechs Minuten auf dem Fahrradergometer sagt eine Verdopplung der kardiovaskulären Mortalität bei Männern mittleren Alters voraus.« Die bisherigen Untersuchungen zu den Normwerten erscheinen aufgrund der Einengung auf das mittlere Lebensalter und der Bevorzugung von Männern als Versuchspersonen unzureichend. Die klinische Erfahrung lehrt, dass ein Blutdruck von 200/100 mmHg bei 100 bis 125 Watt für alle Altersgruppen zu hoch ist.

Tab. 4: Grenzen für den normalen Blutdruck im Erwachsenenalter in der Arztpraxis, bei der Selbstmessung und mit der ABDM.

In der Praxis	Selbstmessung	24-Stunden-Mittelwert	Tagesmittelwert	Nachtmittelwert
140/90 mmHg	135/85 mmHg	130/80 mmHg	135/85 mmHg	120/75 mmHg

III Schutzfaktoren: Gefäßschäden ohne Medikamente abwehren

Sprengstoff in den Adern

Die wichtigsten Schutzfaktoren für die Gefäße und eine gute Durchblutung sind körperliche Aktivität und Sport, Vermeidung von Übergewicht, gesunde Ernährung und Stressmanagement. Diese Lebensstilfaktoren bewirken alle eine Aktivierung des wichtigsten köpereigenen Schutzfaktors für die Gefäße, das Stickstoffmonoxid (NO). Das Molekül aus einem Sauerstoff- und einem Stickstoffatom spielt eine entscheidende Rolle bei der Regulation der Blutgefäße. NO wird insbesondere in der Innenschicht der Gefäßwand, dem Endothel, gebildet. Es entspannt die Gefäßmuskulatur und führt so zu einer Erweiterung der Gefäße und einer verbesserten Durchblutung.

NO hat neben der Gefäßerweiterung noch weitere wichtige Eigenschaften: Die Kontraktilität des Herzmuskels wird gestärkt, die Verklebung von Blutplättchen, den Thrombozyten, vermindert und somit die Bildung von Blutgerinnseln reduziert. Zudem erhöht es die Durchlässigkeit der kleinsten Gefäße im Gewebe für Sauerstoff und Nährstoffe. Entzündungsprozesse, die für die Gefäße eine zunehmend wichtige Rolle spielen – verursacht unter anderem durch Luftverschmutzung –, werden durch NO effektiv vermindert. Schließlich neutralisiert das Molekül die sogenannten freien Radikale und verhindert deren schädliche Wirkung in den Gefäßen.

Die Produktion und Aktivität von NO lässt sich durch Medikamente und nicht medikamentöse Maßnahmen steigern: Seine gefäßerweiternde Wirkung kommt bei der Behandlung der *Angina pectoris* in Form von Nitrospray oder als Nitrat in Tablettenform zur Dauermedikation zum Einsatz. Der Italiener Ascanio Sobero entdeckte das diesen Medikamenten zugrundeliegende Nitroglyzerin Mitte des 19. Jahrhunderts. Nur wenig später entwickelte sein Schüler Alfred Nobel daraus den Sprengstoff Dynamit. Nitroglyzerin setzt NO in der Gefäßwand frei und führt so zur Entspannung von verengten Gefäßen, einer verbesserten Durchblutung und Sauerstoffversorgung des Herzens. Nobel selbst wurde angeblich wegen seiner Herzprobleme von seinem Arzt mit Nitroglyzerin behandelt. Die gefäßerweiternde Wirkung führt auch zur Senkung eines erhöhten Blutdrucks.

Nebivolol ist der einzige Betablocker mit einer NO-Aktivierung und hat damit das beste Wirkprofil für die Gefäße im Vergleich zu anderen Medikamenten dieser Kategorie. Daher führt Nebivolol auch nicht zur Impotenz beziehungsweise zu keiner erektilen Dysfunktion wie andere Betablocker und wird sehr gut vertragen. Molsidomin ist ein weiteres Medikament mit NO-Aktivierung. Es wird gelegentlich bei koronarer Herzerkrankung eingesetzt. Auch der Weißdornextrakt Crataegutt kann eine Aktivierung der NO-Synthese in der Gefäßwand bewirken.

Mit zunehmendem Alter lässt die körpereigene Produktion von NO deutlich nach. Alle Gefäß-Risikofaktoren wie Rauchen, Zucker- und Fettstoffwechselstörungen, Bluthochdruck und Übergewicht gehen mit einer geringeren Konzentration des Moleküls einher. Die oben genannten Lebensstilfaktoren können dem entgegenwirken und die NO-Produktion wieder steigern.

Das ist auch durch bestimmte Lebensmittel möglich. Einen besonderen Stellenwert haben Rote Bete und andere nitrathaltige Gemüse. Während des Kauprozesses im Mund machen Bakterien im Speichel die Nitrate zu Nitriten. Im Magen wandelt dann die Magensäure diese in NO um, welches im Darm absorbiert wird und in die Blutbahn gelangt.

Wunderknolle Rote Bete

Diese Rübensorte hat einen sehr hohen Nitratgehalt und ist daher besonders wirksam. Wenn der Saft konsumiert wird, sollte er circa zehn Sekunden im Mund bleiben, damit die guten Bakterien dort ihre Arbeit tun können. Schlecht ist daher auch der Gebrauch von antiseptischen Mundwässern, die diese wichtigen Bakterien abtöten. Weitere nitratreiche Gemüse sind Rhabarber, Rucola, Mangold, Spinat und Grünkohl. Sie alle sollte man am besten nur dünsten und nicht kochen, weil sonst die wasserlöslichen Nitrate verloren gehen. Der rote Urin nach Konsum von Roter Bete ist harmlos. Ein weiterer Vorteil dieser Gemüsesorten ist der hohe Kaliumgehalt, der zur Gefäßerweiterung und Blutdrucksenkung beiträgt.

NO wird aus der Aminosäure L-Arginin synthetisiert. Diese ist insbesondere in Nüssen und Hülsenfrüchten enthalten. Kürbis- und Pinienkerne sind die Spitzenreiter mit dem höchsten Gehalt pro 100 Gramm. Auch Soja und Tofu, der aus Sojamilch hergestellt wird, enthalten reichlich L-Arginin. Tofu ist darüber hinaus eine sehr gute Eiweißquelle für unsere Muskulatur und hat wenig Kalorien. Möglicherweise trägt der hohe Tofu-Konsum in Japan zur besonderen Langlebigkeit seiner Einwohner mit traditioneller Ernährung bei.

L-Arginin wird auch als »Medikament« beworben, um den Blutdruck zu senken und vor Herz-Kreislauf-Erkrankungen zu schützen. Die Datenlage hierfür ist allerdings nicht sehr überzeugend – da sind die klassischen Blutdrucksenker und Herz-Kreislaufmedikamente eindeutig überlegen.

Der Östrogenschutz

Die hohe Konzentration der weiblichen Sexualhormone hat günstige Wirkungen auf die Gefäße, und sie schützen vor der Entstehung einer arteriellen Hypertonie in jüngeren Jahren. Die Häufigkeit der Hypertonie unterscheidet sich daher bei Frauen in Abhängigkeit vom

Alter deutlich von derjenigen bei Männern. Frauen haben niedrigere Blutdruckwerte in der Jugend und als junge Erwachsene, aber einen steileren Anstieg später im Leben. Eine Ursache dafür sind die sich mit zunehmendem Alter stärker versteifenden Gefäße bei Frauen. In jüngeren Jahren sind die Frauen dank der günstigen hormonellen Effekte auf die Blutdruckregulation im Vorteil. Leider kann eine Substitution der Hormone in der Menopause, die sogenannte Hormonersatztherapie, den natürlichen Schutz in jüngeren Jahren nicht nachahmen. Eine solche Behandlung führt daher nicht zur Abnahme von Herz-Kreislauf-Erkrankungen.

Frauen, die später in die Menopause kommen, haben ein deutlich geringeres Risiko für Herz-Kreislauf-Erkrankungen im Vergleich zu Frauen, deren Menopause früher beginnt: Bei Frauen über 55 Jahren ist die Gefäßfunktion deutlich besser und sie erkranken signifikant seltener an kardiovaskulären Erkrankungen. Die bessere Endothelfunktion der Gefäße sorgt für eine bessere Durchblutung und hält auch über die nächsten Jahre an. Ursächlich ist ein besseres Profil verschiedener Parameter im Fettstoffwechsel unter dem länger anhaltenden Östrogenschutz.

IV Durchblutungsstörungen: Auswirkungen vom Großhirn bis zum kleinen Zeh

Die Selbstregulation im Gehirn

Unser Gehirn ist in gewissen Grenzen vor großen Blutdruckschwankungen geschützt, und zwar durch die sogenannte »Autoregulation«. Das bedeutet, dass der Blutdruck im Gehirn in gewissen Grenzen gehalten werden kann, solange der Blutdruck aus dem Herzen kommend nicht zu hoch ist oder zu stark abfällt.

Im Bereich der Halsschlagadern sitzen die Druck- oder Barorezeptoren. Sie melden dem Gehirn die aktuellen Druckwerte, um gegebenenfalls mit entsprechenden Signalen an Herz und Arterien gegenzusteuern, das heißt, den Blutdruck zu »zügeln«, wenn dieser zu hoch in den Halsschlagadern ankommt. Hierfür ist der Vagusnerv, ein Ast des parasympathischen Nervensystems, zuständig.

Besteht eine dauerhafte arterielle Hypertonie und wird die Autoregulation durch zu hohe Werte durchbrochen, sind Hirnschädigung, Schlaganfall oder vaskuläre Demenz die möglichen Folgen. Eine Überempfindlichkeit der Druckrezeptoren im Alter und bei Arteriosklerose der Halsschlagadern kann bei einer Bewegung des Kopfes zu einer besonderen Schwindelsymptomatik führen (siehe S. 103).

Schlaganfall und Demenz

Für den Schlaganfall ist die arterielle Hypertonie der wichtigste und häufigste Risikofaktor. Unser Gehirn reagiert sehr empfindlich auf einen erhöhten Blutdruck: Durchblutungsstörungen sind gefährlich und die Durchblutung des Gehirns wird durch einen hohen Blutdruck nicht besser, sondern schlechter. Die schlimmsten Folgen der Hypertonie sind eine Gehirnblutung oder der Verschluss eines Gehirngefäßes, was zu einem tödlichen Schlaganfall oder lebenslanger schwerer Behinderung führen kann.

Lähmungserscheinungen sind ein wichtiges und sehr ernstes Symptom eines Schlaganfalls oder einer vorübergehenden Durchblutungsstörung des Gehirns. Ein häufiges Beispiel hierfür ist ein plötzlicher schiefer Mund mit Behinderung beim Trinken, Essen oder Sprechen. In dieser Notfallsituation sollte sofort eine ärztliche Behandlung erfolgen. Das Gleiche gilt für Wortfindungsstörungen, eine plötzlich verwaschene Sprache und Lähmungserscheinungen oder Gefühlsstörungen der Hand. Auch wenn diese Symptome nur vorübergehend auftreten – eine sogenannte transitorische ischämische Attacke (TIA) – ist eine ärztliche Abklärung und Behandlung zwingend notwendig.

Durchblutungsstörungen des Gehirns können nicht nur zum Schlaganfall führen, sondern auch zur sogenannten vaskulären Demenz. »Vaskulär« bedeutet »gefäßbedingt«: Nicht jede Demenz ist eine Alzheimer-Demenz. Mindestens ein Drittel der dementiellen Erkrankungen sind Folge von chronischen Durchblutungsstörungen des Gehirns und Gefäß-Risikofaktoren. Diese Demenzform lässt sich ähnlich wie ein Herzinfarkt oder ein Schlaganfall verhindern, indem Risikofaktoren in jüngeren Jahren und im mittleren Lebensalter erkannt und behandelt werden. Hier besteht ein großes präventives Potenzial, um die zweithäufigste Demenzform zu verhindern.

Tatsächlich ist die Inzidenz der Demenzerkrankungen in den letzten Jahren erfreulicherweise nicht so dramatisch angestiegen wie befürchtet. Erklärt wird das durch die zunehmend konsequente Behandlung der Risikofaktoren, wie der besseren Blutdruckeinstellung bei arterieller Hypertonie.

Es gilt auch zu bedenken, dass sich hinter kognitiven Störungen eine schwere Depression verbergen kann. Eine Abgrenzung zu einer

Demenzerkrankung ist sehr wichtig, weil eine antidepressive Behandlung andere beziehungsweise höhere Erfolgsaussichten hat. Neben einer medikamentösen Therapie kann eine Steigerung der körperlichen Aktivität und sportliche Betätigung die depressive Symptomatik deutlich verbessern.

Risiko Herzinfarkt

Herzinfarkte sind Folge einer Durchblutungsstörung des Herzens und einer Arteriosklerose der Herzkranzgefäße, der Koronarien, die zu einer Verminderung der Sauerstoffversorgung des Herzens selbst führen. Wenn dann ein Kranzgefäß komplett verstopft, kommt es zum Herzinfarkt und zum Absterben von Herzgewebe, sofern nicht rechtzeitig eine Auflösung der Verstopfung und eine Wiederherstellung des Blutflusses erfolgt.

Die INTERHEART-Studie in 52 Ländern aus dem Jahr 2004 ergab weltweit dieselben acht beeinflussbaren Hauptrisikofaktoren für einen Herzinfarkt. In absteigender Reihenfolge sind dies:

- Fettstoffwechselstörungen,
- Rauchen,
- Psychosozialer Stress,
- Adipositas,
- Hypertonie,
- wenig Obst und Gemüse,
- Bewegungsmangel,
- *Diabetes mellitus.*

Auch konnte gezeigt werden, dass Bewegungsaktivität und der Verzehr von viel Obst und Gemüse vor einem Herzinfarkt schützen.

Besonders bemerkenswert ist, dass erstmalig die Bedeutung von psychosozialen Stressfaktoren untersucht wurde. Nach den Fettstoffwechselstörungen, insbesondere dem erhöhten LDL-Cholesterin, und

Rauchen steht Stress an dritter Stelle. Fragen zu den folgenden Themengebieten sollten die persönlichen Stressfaktoren der Studienteilnehmer erfassen:

- Individuelle Faktoren
  - depressive Verstimmungen (länger als zwei Wochen innerhalb des letzten Jahres)
  - Gefühl geringer Kontrollmöglichkeiten
  - Schlafstörungen
- Persönliches Umfeld
  - Todesfälle
  - Erleben von Gewalt
  - Partnerschaftskonflikte
  - Finanzielle Schwierigkeiten
- Berufliches Umfeld
  - zu hohe Anforderungen am Arbeitsplatz
  - geringe Möglichkeit, eigene Entscheidungen zu treffen
  - Arbeitsplatzverlust, Konkurs

Noch in den 1970er-Jahren wurden Patienten nach einem Herzinfarkt für längere Zeit »ruhiggestellt«, um ihr Herz zu schonen. Heute wissen wir, dass das nicht nur nicht notwendig ist, sondern sogar schädlich. Stattdessen werden die Patienten heute bereits am ersten Tag nach einem Herzinfarkt angemessen mobilisiert.

Wichtig
Die beschriebenen Herzinfarkt-Risikofaktoren sind ebenso bedeutend für alle anderen Organe vom Großhirn bis zum kleinen Zeh.

Die Augen sind der Spiegel des Blutdrucks

Die einzige Stelle im Körper, an der die Blutgefäße direkt live mit dem Augenspiegel beobachtet und beurteilt werden können, ist die Netzhaut oder Retina am Augenhintergrund mit den Gefäßen, die den Sehnerv versorgen. Der Blick durch dieses Augenfenster erlaubt die Beurteilung der sogenannten Mikrozirkulation, die in gewisser Weise repräsentativ ist für den Gesamtorganismus und die Durchblutung in anderen Organen.

Durchblutungsstörungen am Augenhintergrund ziehen oft akute Sehstörungen, zunehmende Gesichtsfeldausfälle und Erblindung nach sich. Ursächlich sind meistens Regulationsstörungen im Herz-Kreislauf-Bereich, insbesondere bei erhöhtem Blutdruck, und die Schädigung der Gefäße durch Diabetes. Im letzten Fall spricht man von diabetischer Retinopathie.

Der erhöhte Blutdruck kann verschiedene Gefäßveränderungen am Augenhintergrund verursachen, beispielsweise eine Zentralvenenthrombose, einen Arterienastverschluss oder einen Gesichtsfelddefekt, wenn die Durchblutung der Netzhaut beeinträchtigt wird. Die Veränderungen der kleinen retinalen Arterien durch erhöhten Blutdruck bezeichnet man als *Fundus hypertonicus.*

Aber auch ein sehr niedriger Blutdruck, die Hypotonie mit einem »o«, insbesondere eine starke Absenkung des Blutdrucks in der Nacht beziehungsweise im Schlaf kann die Durchblutung des Sehnervs beeinträchtigen, und zu einem sogenannten Normaldruckglaukom führen. Hier ist der Augendruck nicht erhöht, sondern normalwertig.

Die horizontale Lage im Schlaf erhöht den Druck des Augapfels auf den Sehnerv am Augenhintergrund. Das ist unproblematisch, wenn sich der Blutdruck in normalen Grenzen nach oben und nach unten bewegt. Sowohl ein erhöhter Blutdruck als auch eine zu starke Nachtabsenkung können die Durchblutung der Netzhaut beeinträchtigen. Der nächtliche Blutdruck ist definiert als Blutdruck im Schlaf und wird mit der ambulanten Blutdruck-Langzeitmessung erfasst. Wie bereits erwähnt, ist eine Selbstmessung des Blutdrucks in der

Nacht nicht zielführend, weil sie keine Rückschlüsse auf das Blutdruckniveau im Schlaf erlaubt.

Wird mit der ABDM eine nächtliche Hypertonie im Schlaf festgestellt, ist eventuell eine abendliche Medikation mit einem Blutdrucksenker notwendig. Wird aber eine starke Nachtabsenkung des Blutdrucks im Schlaf festgestellt, darf keine abendliche Medikation erfolgen, um eine weitere Absenkung zu vermeiden.

Unsere Nieren leiden stumm

Eine Einschränkung der Nierenfunktion, die sogenannte Niereninsuffizienz, ist in den meisten Fällen Folge einer Durchblutungsstörung mit den wichtigsten Risikofaktoren arterielle Hypertonie und *Diabetes mellitus*. Die nachlassende Nierenfunktion macht lange Zeit und bis zu einem gewissen Schweregrad keinerlei Beschwerden oder Symptome. Es ist daher wichtig, die Nierenfunktion mittels Blutuntersuchung, Kreatinin oder Cystatin C, zu testen und den Urin auf eine erhöhte Eiweißausscheidung zu untersuchen. Primäre Nierenerkrankungen unterschiedlichster Ursache, wie beispielsweise Entzündungen, sind häufig mit einer Hypertonie verbunden.

Insbesondere ist die Kombination aus Hypertonie und Diabetes für die Nieren sehr gefährlich. Hier gilt es, den Blutdruck aufmerksam zu behandeln und »streng« einzustellen. Als nicht medikamentöse Therapie bei Nierenerkrankungen ist vor allem eine Einschränkung der Kochsalzzufuhr zu nennen. Eine fortgeschrittene Schädigung der Nierenfunktion macht auch eine Beschränkung der Kaliumzufuhr notwendig.

Das macht die Milz

Die etwa faustgroße Milz liegt unter dem linken Rippenbogen. Im Kindesalter trägt sie zur Blutbildung bei, und im gesamten Lebensalter ist die Milz wichtig für die Immunabwehr und den Abbau von überalterten Blutzellen. Sie ist allerdings kein lebenswichtiges Organ, das heißt, man kann auch ohne Milz leben. Eine Steigerung ihrer Durchblutung, zum Beispiel beim Sport, führt zu einer vermehrten Ausschüttung von Lymphozyten aus der Milz in den Blutkreislauf. Das ist ein wichtiger Wirkmechanismus und zeigt, wie erhöhte körperliche Aktivitäten zur Stärkung der Infektabwehr beitragen. Der Lockdown während der Coronawelle war unter diesem Gesichtspunkt kontraproduktiv. Zumal sportliche Betätigung auch zur Steigerung der Schleimhautdurchblutung im Nasen-Rachenraum führt und somit den Eintritt von Keimen erschwert.

Die Schaufensterkrankheit und das Raucherbein

Durchblutungsstörungen der unteren Extremitäten werden als periphere arterielle Verschlusskrankheit bezeichnet. Sie führt beispielsweise zu Schmerzen in der Wade beim Gehen und einem Nachlassen der Beschwerden in Ruhe. Die Bezeichnung »Schaufensterkrankheit« bezieht sich darauf, dass Betroffene häufig unauffällige Ruhepausen einlegen, beispielsweise vor einem Schaufenster, bis der Schmerz nachlässt.

Die Diagnose wird zunächst relativ einfach mit der Blutdruckmessung an allen vier Extremitäten gestellt, um zu sehen, ob der Blutdruck in den Beinen beziehungsweise am Unterschenkel vermindert ist im Vergleich mit den Oberarmen. Normalerweise sind die Werte an den Beinen bei gesunder Durchblutung etwas höher als an den Armen. Ein Verhältnis von unter 0.9 Bein zu Arm deutet auf eine Minderdurchblutung der Beine hin. Hauptrisikofaktor ist das Rauchen; daher rührt auch die Bezeichnung »Raucherbein«.

Eine der besten nicht medikamentösen Therapiemaßnahmen ist das Gehtraining. Mit regelmäßiger Bewegungsaktivität bilden sich neue kleine arterielle Gefäße, die Kollateralen, welche die verengten oder verschlossenen Gefäße in den Beinen umgehen, dadurch die

Sauerstoffversorgung der Beine verbessern, die Schmerzen lindern und die schmerzfreie Gehstrecke verlängern. Das ist ein sehr schönes Beispiel für die wunderbaren Reparaturvorgänge im Gefäßbereich durch Aktivität und Sport.

Schwangerschaftsvergiftung – Gefahr für Mutter und Kind

Die sogenannte Schwangerschaftsvergiftung, Gestose oder Präeklampsie ist keine Vergiftung, sondern eine schwere Durchblutungsstörung der Gebärmutter beziehungsweise der Plazenta, wie wir heute wissen. Es handelt sich um eine schwere und potenziell lebensbedrohliche Komplikation für Mutter und Kind. Die Durchblutung der Plazenta, die den Embryo versorgt, ist aufgrund einer mangelhaften Ausbildung der Gefäße nicht ausreichend. Es kommt reaktiv zu einem starken Anstieg des Blutdrucks. Damit wird aber die Durchblutung nicht wirklich verbessert, sondern lediglich das Risiko weiter erhöht.

In dieser Situation ist eine Blutdrucksenkung mit entsprechenden Medikamenten eine wichtige Maßnahme, um das Risiko zu vermindern, Komplikationen zu vermeiden, und eine Frühgeburt zu verhindern. Ein bereits vor der Schwangerschaft erhöhter Blutdruck stellt einen Risikofaktor für die Entwicklung einer Präeklampsie dar; ebenso ein erhöhter Blutdruck, der im Laufe der Schwangerschaft neu auftritt.

Diese hypertensiven Schwangerschaftserkrankungen gehören zu den führenden Ursachen mütterlicher und kindlicher Sterblichkeit und betreffen in Deutschland jedes Jahr circa 70 000 Schwangere. Daher ist die regelmäßige Blutdruckmessung in der Schwangerschaft so wichtig, um die Risikoentwicklung rechtzeitig zu erkennen und eine blutdrucksenkende Therapie einzuleiten. Die amerikanische CHAP-Studie (Chronic Hypertension And Pregnancy) belegt den Erfolg dieser Maßnahme. Den Daten zufolge könnten jedes Jahr circa 4 200 Präeklampsien und 3 150 Frühgeburten in Deutschland verhindert werden, wenn der Blutdruck, einschließlich der leichten Hypertonie, konsequent behandelt würde: jede bestätigte Blutdruckerhöhung über 140/90 mmHg – in der Praxis gemessen – sollte therapiert werden.

Die gute Blutdruckeinstellung während der Schwangerschaft ist auch wichtig, um das Risiko für Herz-Kreislauf-Erkrankungen nach dem Ende der Schwangerschaft zu minimieren. Denn ein hoher Blutdruck in der Schwangerschaft verursacht häufig eine dauerhafte Hypertonie der Mutter im weiteren Verlauf des Lebens. Mit der optimalen Blutdruckeinstellung in der Schwangerschaft können zwei Menschen gleichzeitig in relativ kurzem Zeitraum vor gravierenden Schäden bewahrt werden.

Die dicken Kinder des »Hungerwinters«

Hoher Blutdruck der Mutter in der Schwangerschaft erhöht ebenso wie Untergewicht des Kindes das Risiko, dass das Kind im späteren Leben an einer Hypertonie oder Stoffwechselerkrankungen leiden wird. Das nennt man »fetale Programmierung«. Sowohl die Unterernährung des Fetus als auch eine rasche Gewichtsnormalisierung eines Frühgeborenen führen zu dieser Fehlsteuerung von Blutdruck und Stoffwechsel im weiteren Verlauf der Entwicklung.

Die große Hungersnot in Holland, auch bekannt als »Hungerwinter«, fand zwischen 1944 und 1945 statt. Sie war das Ergebnis von Lebensmittelknappheit während des Zweiten Weltkriegs, insbesondere nachdem die Alliierten die deutschen Versorgungswege blockiert hatten. Diese Hungersnot führte zu einer hohen Sterblichkeitsrate und zu etlichen Frühgeburten. Doch in der nächsten Generation entwickelten viele der zunächst untergewichtigen Kinder eine Adipositas als Folge der fetalen Dysregulation des Stoffwechsels.

Früh geborene, kleine und untergewichtige Kinder haben auch eine verminderte Anzahl von Nierenkörperchen, die für die Nierenfunktion zur Verfügung stehen. Das gilt als eine weitere Ursache für die Entstehung einer Hypertonie im späteren Leben. Die Vermeidung von Frühgeburten lohnt sich also doppelt.

Erektile Dysfunktion

Durchblutungsstörungen der Geschlechtsorgane können die Sexualfunktionen beeinträchtigen. Das kann besonders ausgeprägt sein beim Mann und wird als erektile Dysfunktion bezeichnet: eine ausreichende Versteifung des Penis ist dann nicht mehr möglich. Ursächlich sind auch hier die Gefäßrisikofaktoren wie Hypertonie, Rauchen, Diabetes und Übergewicht.

Die bekannten medikamentösen Erektionshilfen, wie Sindalafin, Tadalafin und andere führen zu einer verbesserten Durchblutung der Schwellkörper im Penis. Diese Substanzen wurden ursprünglich zur Blutdrucksenkung entwickelt. Da sie aber keine langanhaltende Wirkung über 24 Stunden haben, sind sie als Blutdrucksenker bei Hypertonie nicht indiziert. Die blutdrucksenkende Wirkung kann jedoch nach Einnahme für einige Stunden anhalten.

Ein gesunder Lebensstil kann die Sexualfunktion bis ins hohe Alter erhalten – insofern ist diese auch ein wichtiger Indikator für die allgemeine Gesundheit. Abgesehen davon trägt die sexuelle Aktivität ihrerseits zur Reduktion von Herz-Kreislauf-Erkrankungen bis ins hohe Alter bei.

Aneurysma

Eine deutliche Erweiterung einer Arterie wird als Aneurysma bezeichnet. Hoher Blutdruck und Rauchen sind die wichtigsten Risikofaktoren, die hierzu führen können. Die Aussackungen betreffen meistens die Brust- oder Bauchaorta. Deren Durchmesser beläuft sich normalerweise auf etwa zwei bis maximal drei Zentimeter. Eine Erweiterung darüber hinaus gilt als Aneurysma und erfordert eine sehr gute Einstellung des Blutdrucks, um dessen Fortschreiten und eine Operation zu vermeiden. Erfolgt keine Behandlung und schreitet die Erweiterung voran, beispielsweise auf über fünf Zentimeter, besteht die Gefahr, dass ein Aneurysma platzt.

Über die Haut immer cool bleiben

Die Durchblutung der Haut trägt wesentlich zur Regulation der Körpertemperatur, der Thermoregulation, bei. Die Reagibilität der Gefäße lässt sich einfach prüfen: Werden die Hände im Winter nach einem halbstündigen Kältereiz, beispielsweise beim Laufen ohne Handschuhe, schnell wieder warm, spricht das für eine sehr gute Thermoregulation. Man nennt dies die reaktive Hyperämie oder erhöhte Durchblutung nach Kältereiz.

Unsere Thermoregulation wird im Zusammenspiel vom Gehirn, genauer dem Hypothalamus, und der Wärmeproduktion im sogenannten braunen Fettgewebe gesteuert. Dieses befindet sich im Bereich der Hals- und Brustwirbelsäule neben den Wirbelkörpern und zwischen den Schulterblättern sowie über den Schlüsselbeinen. Die braune Farbe geht auf die große Anzahl von Mitochondrien in den Zellen zurück. Diese »Zellkraftwerke« produzieren Körperwärme durch die Oxidation von Fettsäuren. Säuglinge brauchen einen starken Wärmeschutz und haben deshalb mehr braunes Fettgewebe als Erwachsene. Insgesamt ist die Wärmeproduktion abhängig von Alter, Geschlecht, Ernährung und der körperlichen Aktivität.

Bei einer schlechteren Durchblutung in Folge eines Kreislaufkollaps oder im Schock wird die Haut blass und kalt, weil der Körper das Blut für die Durchblutung der lebenswichtigen Organe in den zentralen Kreislauf umleitet, wo es gebraucht wird.

Unsere Haut spielt zur Regulierung der Körpertemperatur in Zeiten des Klimawandels und zunehmend heißerer Sommer eine immer größere Rolle. Um die Kerntemperatur – das ist die Temperatur in der Mitte des Körpers und im Bereich der zentralen Organe – konstant zu halten und eine Überhitzung zu vermeiden, trägt die Haut zur Kühlung der Hautgefäße und somit des gesamten Blutkreislaufs bei.

Circa drei Millionen Schweißdrüsen sorgen für eine flächendeckende Befeuchtung der gesamten Haut beim Sport oder in Ruhe bei Hitze. Die Verdunstung sorgt dann für eine Abkühlung der Haut und somit des Blutes in den Hautgefäßen. Die Kühlung durch Verdunstung gelingt aber nur ausreichend, wenn die Luftfeuchtigkeit nicht zu hoch ist. Außentemperaturen von beispielsweise 35 Grad Celsius sind bei einer Luftfeuchtigkeit von 50 Prozent kein Problem, können jedoch bei 90 Prozent sehr kritisch sein. Diese Faktoren gilt es auch bei sportlicher Betätigung und körperlicher Belastung zu berücksichtigen.

Hypotonie mit einem »o«

Auch zu niedriger Blutdruck kann zu Durchblutungsstörungen verschiedener Organe führen. Die Hypotonie mit einem »o« stellt an sich kein gesundheitliches Problem dar, wenn sie keine Beschwerden macht. Da es keine klare Definition gibt, ist jede Grenzziehung willkürlich. Meistens wird ein systolischer Blutdruck unter 90 bis 100 mmHg als hypoton bezeichnet. Wenn diese Werte durch eine zu starke Blutdrucksenkung mit Medikamenten auftreten und Schwindel bereiten, ist eine Reduktion oder Absetzung der Medikamente angezeigt.

Ein niedriger Blutdruck wird »konstitutionell«, also ohne zugrundeliegende Pathologie, deutlich häufiger bei Frauen beobachtet als bei Männern. Circa vier bis fünf Prozent der Allgemeinbevölkerung sind betroffen. Der niedrige Blutdruck kann zur Müdigkeit, Antriebsmangel, Konzentrations- und Gedächtnisproblemen führen. Wenn schwerwiegende Folgen auftreten wie eine Durchblutungsstörung der Netzhaut mit Gesichtsfeldausfällen, ist eventuell auch eine medikamentöse Therapie zur Anhebung des Blutdrucks indiziert, um die

Durchblutung zu verbessern. Reichliche Flüssigkeitsaufnahme und eventuell erhöhter Salzkonsum können den Blutdruck anheben.

Schwindel, Kollaps und Ohnmachtsanfälle, auch Synkopen genannt, sind Folge einer Mangeldurchblutung des Gehirns. Hier kommen vielfältige Ursachen in Betracht. Oft liegt ein akuter Blutdruckabfall beispielsweise nach dem Aufstehen aus horizontaler Lage oder vom Stuhl – sogenannter orthostatischer Schwindel – zugrunde. Im Alter wird auch häufiger eine Schwindelsymptomatik nach einer Mahlzeit, der postprandiale Schwindel, beobachtet, wenn sich das Blut im Bauchraum zur Verdauung sammelt und für die optimale Hirndurchblutung nicht ausreicht.

Eine seltenere, aber nicht minder wichtige Ursache für Schwindel und Synkopen, ist das sogenannte Karotissinussyndrom. Bei älteren Menschen mit Arteriosklerose der Halsschlagadern, also einer Verkalkung, können die Druckrezeptoren (siehe S. 46) überempfindlich werden und beispielsweise beim Drehen des Kopfes einen Blutdruckabfall oder eine Abnahme der Herzfrequenz, eine Bradykardie, auslösen. Die Diagnose wird mit dem Karotisdruckversuch während einer EKG-Aufzeichnung gestellt. Dabei massiert der Arzt leicht die Halsschlagader und beobachtet, ob die Herzfrequenz im EKG abnimmt oder sogar Pausen auftreten, und ob der Patient Schwindel verspürt.

Die Bezeichnung »Vatermörder« für die steifen Stehkrägen unserer Vorfahren rührt wahrscheinlich von der Beobachtung her, dass die Träger dieser Mode häufiger in Ohnmacht fielen oder sogar verstarben, wenn die Druckrezeptoren am Hals durch den Kragen stimuliert wurden und der Herzschlag aussetzte.

Heute sind die häufigsten Ursachen ausgedehnte chirurgische Eingriffe und Strahlentherapie im Halsbereich mit Schädigung der Halsgefäße. Neben der akuten Symptomatik kann es im Rahmen des sogenannten Baroreflexversagens aber auch zu einer schweren Hypertonie mit starken Blutdruckschwankungen kommen. Die geschädigten Druckfühler reagieren dann pathologisch, das heißt nicht mehr adäquat im Sinne einer normalen Blutdruckregulation.

V Prävention ohne Medikamente: Wie ein guter Lebensstil unsere Gefäße schützt

Wer früh vorbeugt, ist später besser dran

Im Sinne der primären Prävention können wir mit einem gesunden Lebensstil die Versteifung unserer Gefäße mit zunehmendem Alter verzögern und die Entwicklung einer Arteriosklerose und Plaquebildung in den Gefäßen verhindern. Das Potenzial der körpereigenen Reparatur der Gefäße und die ständige Erneuerung, auch Angiogenese genannt, lässt mit zunehmendem Alter deutlich nach. Wir können aber sehr gut selbst nachhelfen, diese Fähigkeit möglichst lange zur erhalten.

Unsere Gefäße haben ein erhebliches Regenerationspotenzial, wenn wir unsere persönlichen Risikofaktoren erkennen und konsequent behandeln. Damit lässt sich nicht nur die Gefäßversteifung reduzieren und die Funktion wieder verbessern, sondern auch eine Abnahme der Plaques erzielen. Sogenannte weiche Plaques in der Halsschlagader, die noch nicht verkalkt sind, können beispielsweise durch eine Senkung des LDL-Cholesterins und eine gute Blutdruckeinstellung sogar wieder verschwinden. Auf jeden Fall ist eine sogenannte Plaque-Stabilisierung möglich, die ein weiteres Wachstum der Ablagerungen verhindert. Diese sollte angestrebt werden, um die Bildung von Blutgerinnseln an den Plaques zu vermeiden und das Risiko von Embolien ins Gehirn zu vermindern.

Kurz und knapp
Steife Gefäße können wieder elastischer werden und weiche Plaques können wieder verschwinden!

Sport ist des Kreislaufs bester Freund

Körperliche Arbeit und Bewegung im Alltag war bei unseren Vorfahren normal und ein wichtiger Faktor, der Herz-Kreislauf-Erkrankungen und Übergewicht in früheren Zeiten verhinderte. Viele Studien zeigen, dass Sport die verlässlichste und effektivste Maßnahme darstellt, um gesund und lange zu leben. Unser Bauplan ist ausschließlich für körperliche Aktivitäten ausgelegt – für den Schreibtisch sind wir nicht konstruiert. Und unser Kreislauf, ebenso wie der gesamte Stoffwechsel, ist für die Sicherstellung der Durchblutung und Versorgung der Muskulatur vorgesehen. Damit wird verständlich, warum man Sitzen mittlerweile überspitzt als das »neue Rauchen« bezeichnet und es als Risikofaktor für Herz-Kreislauf-Erkrankungen betrachtet. Unsere Gliedmaßen und unser gesamter Körper wollen aktiviert werden. Körperliche Aktivität trainiert nicht nur die Muskulatur, sondern auch die Gefäße. Diese bleiben elastisch und flexibel für eine optimal angepasste Durchblutung bei allen Erfordernissen.

Nicht nur vermindert dies die Alterung und Versteifung der Arterien, sondern erhöht sogar die Lebenserwartung, weil insbesondere Herz-Kreislauf-Erkrankungen ausbleiben. Heute wissen wir, dass Sport und körperliche Aktivität körpereigene Stammzellen mobilisieren, die Reparaturvorgänge in den Gefäßen und am Herzen initiieren und selbst neue Gefäße bilden können.

Die Alterung von Zellen im Herz-Kreislauf-Bereich und im Gesamtorganismus wird verzögert durch die Aktivierung der sogenannten Telomerase. Dieses Enzym ist wichtig für die Reparatur der Chromosomen – unserer Erbanlagen –, indem es ihre Endstücke, die

Telomere, wiederherstellt und so vor einer vorzeitigen Abnutzung und Alterung unserer Zellbausteine schützt. Sport kann die Abnutzung der Telomere bei jeder Zellteilung verlangsamen.

Die Muskulatur setzt bei erhöhter körperlicher Aktivität und Sport vermehrt die sogenannten Myokine frei. Diese hormonähnlichen Botenstoffe sind erst vor einigen Jahren entdeckt worden und weisen zahlreiche positive Effekte im Stoffwechsel und der Immunabwehr auf. In unseren Arterien verbessern sie die Gefäßfunktion und fördern die Revaskularisierung, das bedeutet die Wiederherstellung oder Verbesserung der Durchblutung eines Gewebes, beispielsweise des Herzmuskels.

Ein direkter, relativ schnell einsetzender Effekt körperlicher Aktivität wird ausgelöst durch die verstärkte Atmung und den Schweiß. Der verstärkte Flüssigkeits- und Salzverlust beim Sport reduziert die Blutmenge und senkt dadurch den Druck im Kreislaufsystem.

Ein weiterer Mechanismus besteht darin, dass das körperliche Training den *Sympathikus*, den antreibenden Nerv des vegetativen Nervensystems, der sonst die Blutgefäße zusammenzieht und die Pumpleistung des Herzens erhöht, herunterreguliert. Infolgedessen wird der Blutdruck gesenkt.

Übrigens

Messen Sie den Blutdruck vor einer Sporteinheit, beispielsweise Laufen oder Walken, und einige Minuten nach Beendigung in Ruhe. Normalerweise wird der Blutdruck nach der sportlichen Aktivität unter dem Ausgangsniveau vor der Aktivität liegen – das ist die Folge der Gefäßerweiterung.

Durch den Sport lernt der Körper zudem, weniger heftig in Stressreaktionen zu reagieren. Dies ist nicht nur bei körperlicher Aktivität zu beobachten, sondern lässt sich auch auf psychische Stresssituationen übertragen.

Die Innenschicht der kleinen Blutgefäße, das Endothel, regelt den Blutfluss in den Arterien und setzt NO frei. Eine faszinierende Entdeckung der letzten Jahre hat gezeigt, dass sich die Endothelzellen durch körperliche Aktivität »trainieren« lassen. Dadurch regulieren sie besser den Blutfluss in den Geweben, was zu einer Senkung des Blutdrucks und einer Regeneration der Gefäße beiträgt.

Besonders interessant ist in diesem Zusammenhang, dass die durch Risikofaktoren wie Rauchen, gestörten Zucker- und Fettstoffwechsel sowie Bluthochdruck beeinträchtigten Zellen des Endothels sich durch körperliche Aktivität trainieren und in ihren Funktionen normalisieren lassen.

Die indirekten Effekte körperlichen Trainings wirken vor allem durch den Abbau von Fett im Bauchraum. Langfristig reduziert dies die von den Fettdepots produzierten Hormone und Entzündungsfaktoren, die zur Entstehung des hohen Blutdrucks und der Gefäßsteifigkeit beitragen. Denken Sie daran: Jedes Kilogramm Körpergewicht, das abgenommen wird, führt zu einer Blutdrucksenkung in einer Größenordnung von durchschnittlich zwei mmHg.

Sport macht auch glücklich und schlau, wenn man die erste Motivationsschwelle überschritten hat. Das »Glückshormon« Serotonin wird vermehrt ausgeschüttet und ein Anstieg der »Endorphine« kann unsere kognitive Leistung deutlich steigern.

Die Anstrengungsreaktionen des Körpers

Das beste Richtmaß für den allgemeinen Gesundheitszustand, besonders bei den Ausdauersportarten, sind die individuellen Anstrengungsreaktionen des eigenen Körpers, wie sie sich etwa in der Pulsfrequenz oder der Atemfrequenz widerspiegeln. Als anzustrebende Pulsfrequenz beziehungsweise als Faustformel gilt: Der Trainingspuls ist gleich 180 minus das Lebensalter – oder »laufen, ohne zu schnaufen«.

Letzteres bedeutet, dass Sie sich beim Sport noch unterhalten können, ohne nach Luft ringen zu müssen. Beide Kniffe helfen beim

Finden der richtigen Belastungsintensität. Patienten mit Herz-Kreislauf-Erkrankungen profitieren von einem individuell angepassten Training. Daher sollte zuvor eine ärztliche Belastungsuntersuchung erfolgen. Wenn eine Medikation mit einem Betablocker verordnet wurde, ist die maximal erreichbare Herzfrequenz um circa 10 bis 15 Prozent vermindert, weil diese Substanzen sowohl den Blutdruck als auch die Herzfrequenz senken.

Die maximal erreichbare Herzfrequenz hängt vom Alter und der körperlichen Fitness ab. Leistungssportler können eine Steigerung bis 200 Schläge pro Minute und mehr erreichen. Das ist für Nichtsportler unmöglich. Leistungssportler können auch mit einem sehr niedrigen Ruhepuls von beispielsweise 40 Schlägen pro Minute eine ausreichende Durchblutung erzielen, weil ihre Herzen mit jedem Schlag eine größere Blutmenge auswerfen. Diese Form der Konditionierung nennt man daher auch »Sportlerherz«.

Wer seinen Trainingspuls mit einer Pulsuhr auf dem Fahrrad oder beim Laufen steuern möchte, kann das mit der Formel des American College of Sports Medicine machen:

$$THF = HF_{max} \times \text{Intensität}$$

THF ist die Trainingsherzfrequenz, HF_{max} die maximale Herzfrequenz und die Intensität ein Prozentwert, der ungefähr angibt, wie stark man sich verausgabt. HF_{max} auf dem Fahrrad entspricht 200 minus Lebensalter, beim Laufen 220 minus Lebensalter.

Beispiel 1: Eine 52-jährige untrainierte Frau trainiert mit 60 bis 70 Prozent Intensität auf dem Fahrrad: (200 – 52) x 60 = 88 Schläge pro Minute.

Beispiel 2: Ein 60-jähriger trainierter Mann trainiert mit 75 bis 85 Prozent Intensität beim Laufen: (220 – 60) x 75 = 120 Schläge pro Minute.

Die persönliche maximale Herzfrequenz kann man auch mit einer Pulsuhr etwas genauer bestimmen, beispielsweise nach einer kurzen Laufstrecke im Sprinttempo. Wer allerdings erst mit dem Lauftraining beginnt, sollte zunächst mit circa 50 bis 60 Prozent der maximalen Herzfrequenz trainieren. Als nächste Stufe wird das Training mit 60 bis 70 Prozent als Grundlagenausdauertraining bezeichnet. In diesem Belastungsbereich beginnt auch die Fettverbrennung.

Bei Fitnessübungen mit Gewichten hilft nicht so sehr die Steuerung über Herzfrequenz und Atmung; stattdessen sind hier der Prozentsatz der Maximalkraft und die Wiederholungszahl das Steuerungskriterium: Kraftausdauertraining mit 40 bis 60 Prozent der Maximalkraft, 15 bis 20 – oder sogar 30 – Wiederholungen in zwei bis drei Durchgängen.

Eine Einschränkung der oben genannten »Faustformeln« gilt für medikamentös behandelte Patienten. Zwar beeinflussen beispielsweise Blutdruckmedikamente nicht die Reaktion der Atmung auf Belastungen; die Reaktion der Herzfrequenz hingegen kann durch Medikamente wie Betablocker deutlich eingeschränkt werden. Patienten mit einer schweren Hypertonie oder einer anderen Herz-Kreislauf-Erkrankung und unter medikamentöser Therapie bedürfen, vor allem, wenn Betablocker verordnet werden, einer individuellen ärztlichen Intensitätsvorgabe, die zumeist aus einem Belastungstest auf dem Fahrrad abgeleitet wird.

Ein niedriger Ruhepuls zwischen 60 und 70 Schlägen pro Minute ist ein sehr guter Parameter für die körperliche Fitness. Denn: Ein trainiertes Herz muss weniger arbeiten und kommt entsprechend mit einem niedrigeren Puls aus.

Für zu Hause

Mit dem Cooper-Test können Sie ihre Ausdauerfitness beurteilen. Dazu ermitteln Sie die maximale Laufstrecke, die Sie in zwölf Minuten schaffen. Die entsprechenden Ergebnisse bezogen auf das Alter kann man im Internet finden.

Weekend Warriors

Wie viel körperliche Aktivität ist notwendig, um gesundheitlich zu profitieren und die Durchblutung zu verbessern? Reicht es, auch nur am Wochenende zu laufen oder zu radeln?

Ein Belastungsumfang von mindestens 150 bis 300 Minuten mit moderater Intensität oder 75 bis 150 Minuten intensiver Aktivität pro Woche muss schon sein, um fit zu bleiben und einen gesundheitlichen Nutzen daraus zu ziehen. Damit lässt sich das Sterberisiko aber um 20 bis 30 Prozent senken. Die gute Nachricht für Wochenend-Sportler ist, dass sie auch mit der konzentrierten Aktivität an ein bis zwei Tagen in der Woche ihre Durchblutung verbessern und das Risiko für Herz-Kreislauf-Erkrankungen mindern können. Es macht keinen großen Unterschied, ob die Sporteinheiten über die Woche verteilt sind, oder konzentriert am Wochenende stattfinden. Für die gleiche Wirkung sollte aber der gleiche Umfang absolviert werden.

Auch ist die Dosis-Wirkungs-Beziehung zwischen körperlicher Aktivität und Sport sehr positiv: Viel hilft viel! Wer 300 Minuten oder mehr pro Woche aktiv ist, kann mit einer deutlichen Zunahme an Lebensjahren rechnen.

Im Alltag hilft es schon, Sitzen zu vermeiden, eventuell am Stehpult zu arbeiten und zwischenzeitlich kurze, heftige körperliche Anstrengungen zum Ausgleich durchzuführen. Mindestens einmal täglich sollte eine – freiwillige – körperliche Anstrengung erfolgen, um den Kreislauf zu aktivieren.

Training gegen das Altern

Mit zunehmendem Alter wird es immer wichtiger, Kraft, Koordination und Beweglichkeit zu trainieren, damit man sich auch mit 80 Jahren noch selbst die Schuhe anziehen und die Schnürsenkel binden kann. Um den natürlichen Muskelschwund im Alter zu vermeiden, ist ein gut dosiertes Krafttraining zum Erhalt der Muskelmasse vonnöten. Die Muskulatur ist auch ein wichtiges Stoffwechselorgan und kann den Fett- und Zuckerstoffwechsel günstig beeinflussen.

Für die geistige Beweglichkeit sollten wir außerdem unsere Nervenzellen und unser Gehirn trainieren mit »Gehirnjogging«: Aufgaben lösen, Lesen und Lernen dürfen nie aufhören. Wichtig sind auch Unterhaltungen und die Pflege sozialer Kontakte. Für unser Gehirn gilt dasselbe wie für die Muskulatur und alle anderen Organe: »Use it or lose it!« – frei übersetzt: »Was man nicht benutzt, geht ein.«

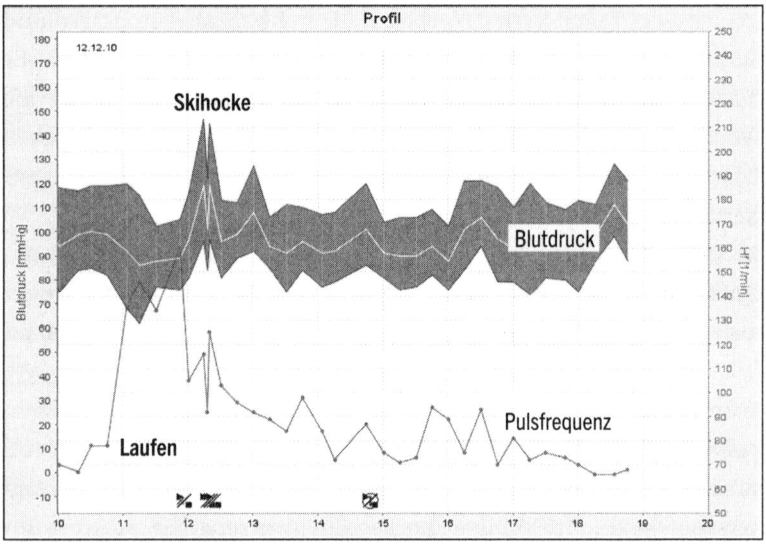

Abb. 7: Ambulante Blutdruck-Langzeitmessung über 24 Stunden: elf bis zwölf Uhr Laufen mit Anstieg der Herzfrequenz auf maximal 160 Schläge pro Minute, anschließend »Skihocke« mit Blutdruckanstieg auf maximal 210/160 mmHg. Die Abbildung zeigt exemplarisch die unterschiedlichen Kreislaufreaktionen bei Bewegungsaktivität mit Erhöhung der Herzfrequenz und des Blutdruckes bei statischer Belastung. Quelle: Originalausdruck, MM.

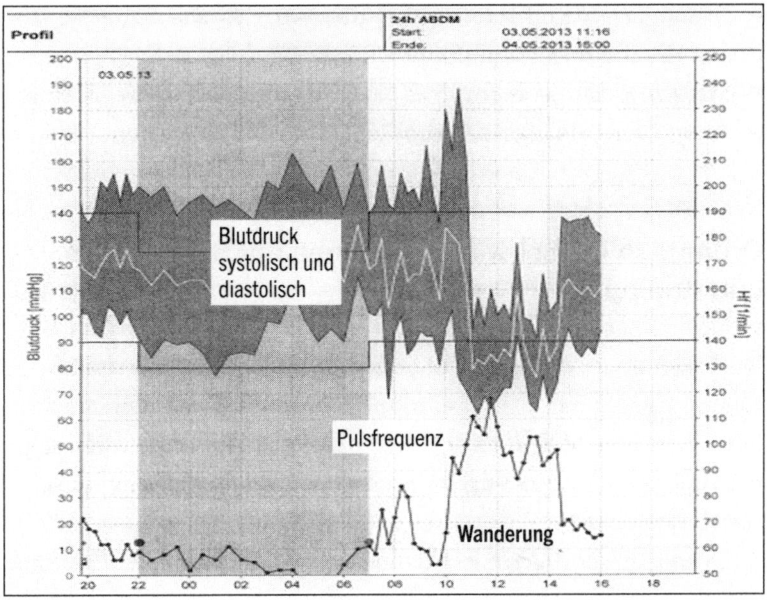

Abb. 8: Blutdruck beim Wandern: Deutliche Blutdrucksenkung bei einem 56-jährigen Patienten mit Bluthochdruck während einer Wanderung über zweieinhalb Stunden. Die Herzarbeit während der Wanderung wird durch eine Erhöhung der Herzfrequenz geleistet. Quelle: Originalausdruck, MM.

In einem gesunden Körper lebt auch ein gesunder Geist. Das menschliche Gehirn besteht aus circa 100 Milliarden Zellen, die Neuronen, die über viele Billionen Synapsen miteinander verbunden sind und kommunizieren. Damit das gut bis ins hohe Alter funktioniert, ist eine gute Durchblutung des Gehirns unabdingbar. Hier hilft Sport ungemein.

Die drei verschiedenen Muster von Sport und körperlicher Aktivität sind:

- Dynamisches Training, beispielsweise Laufen oder Radfahren in der Ebene. Hierbei wird die Herzarbeit über eine erhöhte Herzfrequenz geleistet, der Blutdruck steigt nur gering an (siehe Abbildung 7).

- Dynamisches Krafttraining, beispielsweise Rudern. Hierbei steigen Herzfrequenz und Blutdruck an.
- Statisches oder isometrisches Krafttraining, beispielsweise Unterarmstützen (»Planks«). Hierbei steigt der Blutdruck deutlich an.

Ordentlich ins Schwitzen kommen mit Sauna und Kneipp

Die Erkenntnis »Vorbeugen ist besser als Heilen« stammt von Pfarrer Kneipp. Leider hat die Prävention in unserem Gesundheitssystem immer noch nicht den ihr gebührenden Stellenwert. Die von Kneipp propagierten »Anwendungen« gehören in unser Repertoire präventiver Maßnahmen.

So können die Thermoregulation und die Gefäßreagibilität durch physikalische Maßnahmen verbessert werden, was wiederum die Durchblutung anregt.

Sauna und die Kneipp'schen Anwendungen basieren im Wesentlichen darauf, dass der Körper durch Temperaturunterschiede zur Reaktion gezwungen wird, und zur Anpassung an unterschiedliche Situationen. Am deutlichsten spürt man das bei der verbesserten Durchblutung der Haut. Die messbare Blutdrucksenkung nach der Sauna spricht dafür, dass auch die Gesamtdurchblutung verbessert wird. Temperaturreize stabilisieren viele vegetativ gesteuerte Funktionen wie Blutdruck und Herzfrequenz.

Hypertoniker und Patienten mit Herz-Kreislauf-Erkrankungen sollten allerdings extreme Temperaturen meiden. In der Sauna kann man auf der unteren Stufe schonender ins Schwitzen kommen als auf der oberen. Die Salzausscheidung mit dem Schweiß wirkt sich positiv auf die Blutdruckregulation und die Durchblutung aus.

Man bedenke zudem, dass die hohen Umgebungstemperaturen die Wärmeabgabe des Körpers behindern. Die notwendige Kreislaufbelastung, um diese Wärme im Schweiß abzugeben, ist nicht unerheblich.

Besondere Beachtung verdient vor allem der Kältereiz beim Saunieren, der zu einem plötzlichen, drastischen Anstieg des Blutdrucks führen kann. Für den thermischen Wechselreiz reichen bei der Abkühlung auch Temperaturen von knapp über 20 Grad Celsius; sie sind gesundheitlich wirksam und im Hinblick auf die Blutdruckreaktion besser verträglich.

Von außen wirkende Extreme ziehen ebenso extreme Reaktionen des Kreislaufs und damit des Blutdrucks nach sich. Die Sauna sollte nicht zu heiß sein, der Aufenthalt nicht zu lange und insbesondere sollte der Sprung ins kalte Tauchbecken vermieden werden, da es hierbei zu einem sehr starken Blutdruckanstieg kommen kann. Stattdessen ist eine sanfte Abkühlung unter der Dusche empfehlenswert. Dann ist die Sauna auch für Hypertoniker und Patienten mit Herz-Kreislauf-Erkrankungen empfehlenswert. Zwischen mehreren Saunagängen sollten Ruhepausen eingehalten und – wie immer – das Trinken nicht vergessen werden. Für Menschen mit normalem Blutdruck und ohne Herz-Kreislauf-Erkrankungen ist auch Eiswasser kein Problem.

Auch ein warmes Vollbad führt zu einer deutlichen Blutdrucksenkung. Aufgrund des durch das Wasser erhöhten Druckes auf den Brustkorb schüttet das Herz ein Hormon aus, um sich zu entlasten. Dieses sogenannte atriale natriuretische Peptid (ANP) bewirkt eine Blutdrucksenkung und eine vermehrte Wasserausscheidung über die Nieren; daher rührt der reflektorische Harndrang nach einigen Minuten im Wasser. Zudem ist ein warmes Vollbad eine sehr gute Entspannungsmaßnahme und zur Stressreduktion geeignet. Dies gilt insbesondere auch für eine Blutdrucksenkung bei einer hypertensiven Krise mit deutlicher Blutdruckerhöhung.

Schließlich können Wechselduschen und Bürstenmassagen der Haut den Kreislauf natürlich anregen und die Durchblutung fördern.

Genuss ohne Verdruss durch eine gesunde Ernährung

Wichtig
Es geht nicht nur darum, was wir essen, sondern auch darum, was wir nicht essen.

Lebensmittel anstatt Todesmittel

Der überwiegende Konsum von industriell hochverarbeiteten Lebensmitteln kann die Sterblichkeit, insbesondere für Herz-Kreislauf-Erkrankungen, erhöhen. Untersuchungen aus Spanien und den USA belegen diesen Zusammenhang, von dem Frauen stärker betroffen zu sein scheinen als Männer. Im Umkehrschluss schützt die Ernährung mit frischen unverarbeiteten Lebensmitteln vor Herz-Kreislauf-Erkrankungen und vorzeitigem Tod.

Zu den hoch verarbeiteten Lebensmitteln zählen beispielsweise Fertigprodukte und verarbeitete Fleisch- und Wurstwaren. Sie enthalten meist große Mengen Zucker, Salz und Fett, dafür wenig Nähr- und Ballaststoffe, und sind energiereich, das heißt sie haben viele Kalorien. Ein schlichter Gang durch den Supermarkt offenbart dutzende Beispiele, als da wären: süße Frühstücksflocken, süße Fruchtsäfte, Softdrinks, Milchshakes, Tiefkühl-Fertigprodukte, Konserven, Süßigkeiten und Bonbons, Puddings und vieles mehr.

Junkfood gilt vielleicht als modern und chic, ist aber ungesund und macht dick. Die fette und süße oder salzige Industrienahrung ist nicht nur ungesund, sondern macht tatsächlich auch süchtig und führt so in einen Teufelskreis. Über die »Substanz« hinaus erweisen sich die vielen künstlichen Zusätze zur Geschmacksverstärkung, zur Stabilisierung und Konservierung der Produkte ebenfalls gesundheitlich alles andere als unbedenklich.

Kurz und knapp

Frische Lebensmittel, die diese Bezeichnung tatsächlich verdienen, sollten bevorzugt werden.

DASH ist top

Je gesünder die Ernährung, desto länger das Leben. Eine amerikanische Studie mit 75 000 Teilnehmern über zwölf Jahre bestätigte, dass das Einhalten von Ernährungsempfehlungen das Leben verlängern kann. Dabei wurden drei »Diäten« miteinander verglichen. Die in den USA initiierte DASH-Ernährung (Dietary Approach to Stop Hypertension) schnitt am besten ab. Wie der Name schon sagt, beinhaltet der Ansatz ein Ernährungskonzept, das nachweislich den systolischen und diastolischen Blutdruck senken kann. Die Blutdrucksenkung erfolgt ohne spezielle Nahrungs- oder Nahrungsergänzungsmittel und ohne eine Einschränkung der Kalorienzufuhr. »Diet« bezeichnet in der englischen Sprache die Ernährungsform und nicht eine »strenge Diät«.

Das Ziel ist aber nicht nur die Senkung eines erhöhten Blutdrucks, sondern des Risikos für Herz-Kreislauf-Erkrankungen insgesamt. Im Vordergrund der DASH-Ernährungsform stehen folgende Komponenten:

- Viel Obst, Gemüse und Vollkornprodukte,
- fettarme Milchprodukte,
- weniger Fleisch, mehr Fisch,
- mehr pflanzliche Öle, wenig tierische Fette,
- Nüsse, Ölsaaten und Hülsenfrüchte.

Zusätzlich wird die Reduktion des Konsums von Kochsalz empfohlen. DASH entspricht damit im Wesentlichen der sogenannten Mittelmeerkost oder mediterranen Ernährung in Europa. Sicher sind aber auch die traditionelle asiatische oder levantinische Küche sehr gesund und diesbezüglich mit der mediterranen europäischen Kost vergleichbar.

Die größte Abnahme des Sterberisikos wurde für die Teilnehmer errechnet, die zu Beginn der Dokumentation ihrer Ernährung zunächst eine schlechte Umstellung auf DASH zeigten, aber im weiteren Verlauf diese konsequent umsetzten.

Fett macht nicht fett

Fett ist nicht gleich Fett. Das ist hinsichtlich Herz-Kreislauf-Erkrankungen mindestens seit einer genaueren Untersuchung der Ernährungsgewohnheiten der grönländischen Inuit bekannt. In den 1970er-Jahren konnte gezeigt werden, dass die Ureinwohner Grönlands, die sich hauptsächlich von fetten Meerestieren ernähren, trotz des hohen Fettkonsums weniger Herzinfarkte erleiden als Festlanddänen, die sich »westlich« ernähren. Der protektive Effekt wird den Omega-3-Fettsäuren im Fisch zugeschrieben. Seither sind noch weitere Untersuchungen dazugekommen, die bestätigen, dass der Verzehr von fettem Fisch mit einem hohen Gehalt dieser langkettigen Fettsäuren sehr gesund ist.

Es verwundert nicht, dass die Häufigkeit von Übergewicht und Adipositas trotz einer Reduzierung des durchschnittlichen Fettkonsums in den USA und den westlichen Ländern in den letzten Jahrzehnten drastisch zugenommen hat. Statt Fett hat die Nahrungsmittelindustrie ihren Produkten einfache Kohlenhydrate in Form von Zucker, insbesondere Fructose, zugesetzt. Am Fett allein kann es also nicht liegen, dass so viele Leute Gewichtsprobleme haben. Der Mensch ist evolutionsbiologisch ein Allesfresser und konsumiert als natürlicher Jäger und Sammler natürlich auch tierisches Fett.

Die Empfehlung zur fettarmen Ernährung hat obendrein dazu geführt, dass der Konsum gesunder Fette ebenfalls reduziert worden ist.

Dazu gehören neben dem Fisch beispielsweise Olivenöl, Nuss-, Kürbiskern- und Rapsöle. Diese pflanzlichen Fette enthalten ungesättigte Fettsäuren und sind sehr gut geeignet zur Prävention von Herz-Kreislauf-Erkrankungen und Arteriosklerose.

Gehärtete Pflanzenfette wie Kokos- oder Palmfett – häufig Brat- und Frittierfett sowie einige Margarinesorten – bilden jedoch eine Ausnahme und sollten insbesondere von Menschen mit Herz-Kreislauf-Erkrankungen oder Fettstoffwechselstörungen gemieden werden. Eine Reduktion von gesättigten Fetten in tierischen Produkten, ausgenommen Fisch, ist sinnvoll.

Es kommt also nicht auf die Fettmenge an, sondern auf die Zusammensetzung und Qualität der Fette an. Außerdem wird man vom fetten Essen allein nicht fett. Es kommt auf die »Beilagen« an. Wenn zusätzlich mehr verarbeitete Produkte mit viel Fructose, wenig Gemüse und keine Ballaststoffe konsumiert werden, schadet das dem Energiestoffwechsel und führt zur Gewichtszunahme. Letztlich ist das Gewichtsproblem auch immer ein Bilanzproblem: Wie viele Kalorien werden zugeführt und wie viele werden durch körperliche Aktivität verbraucht?

Butter oder Margarine?

Der Austausch von Butter durch Margarine war eine wirtschaftlich sehr erfolgreiche Idee der Lebensmittelindustrie. Margarine wurde als Butterersatz entwickelt und als gesundes Produkt vermarktet. Medizinisch betrachtet stellt sie jedoch keine Verbesserung dar. Butter ist ein Naturprodukt, deren Fettzusammensetzung den Gefäßen nicht schadet. Verschiedene Margarinesorten können sehr unterschiedliche Fettzusammensetzungen enthalten. Gehärtete Fette und der allzu verbreitete Zusatz von Palm- oder Kokosfett sind nicht gesund. Dass Butter schlecht für den Körper sei und Margarine gut, ist eins der vielen Märchen im Ernährungsbereich.

Dazu gehört auch die Erzählung, dass Eier schlecht seien, weil sie das Cholesterin erhöhen würden. Neue Untersuchungen zeigen sogar eine Reduktion von Herz-Kreislauf-Erkrankungen durch regelmäßigen Verzehr von Eiern: täglich ein Ei, sonntags auch mal zwei! Insbesondere für ältere Menschen sind Eier ein, sonntags auch mal zwei sehr nahrhaftes und bekömmliches Nahrungsmittel mit vielen Vitaminen, Mineralien und Spurenelementen – und sie sind eine wunderbare Proteinquelle.

Die wichtigsten Ernährungsgrundsätze bei Bluthochdruck und Herz-Kreislauf-Erkrankungen

- Senkung der Zufuhr von Kochsalz durch den Verzehr frischer Lebensmittel anstelle von Konserven, Junkfood und Tiefkühlgerichten,
- Steigerung der Kaliumzufuhr durch den täglichen Verzehr von Obst und Gemüse,
- Bevorzugung pflanzlicher Fette wie Öle, Nüsse und Samen – beispielsweise Sonnenblumen-, Kürbis- und Pinienkerne,
- Einschränkung der Zufuhr gesättigter Fettsäuren aus fettreicher Wurst und fettreichem Käse,
- Erhöhung der Ballaststoffzufuhr durch beispielsweise den regelmäßigen Verzehr vollwertiger Brote anstelle von Weiß- und Mischbroten,
- Einsparung von Zucker und Verzicht auf Fructose,
- Tägliche Flüssigkeitsaufnahme von anderthalb bis zwei Litern durch kalorienfreie und natriumarme Getränke,
- Einschränkung übermäßigen Alkoholkonsums.

Wenig Salz

Schon in der Ming-Dynastie von 1368 bis 1644 in China war bekannt, dass Salz die Gefäße verhärtet. Zu viel Kochsalz oder Natriumchlorid (NaCl) fördert die Zunahme der Blutmenge und die Bereitschaft der Blutgefäße zur Versteifung und Verengung.

Neuere Studien – passenderweise unter anderem aus China – zeigen, dass ein erhöhter Salzkonsum zu einer deutlichen vorzeitigen Gefäßalterung und zu hohem Blutdruck führt. Untersuchungen aus Deutschland belegen zudem, dass Salz bei erhöhtem Konsum dauerhaft in der Haut gespeichert wird und nur sehr schwer wieder ausgeschieden werden kann.

Der durchschnittliche tägliche Salzkonsum ist drei bis fünfmal höher als das, was unser Körper zur Aufrechterhaltung der lebenswichtigen Funktionen braucht. Salzempfindliche oder salzsensitive Menschen weisen einen angeborenen Defekt in der Salzausscheidung auf, der den Blutdruck erhöhen kann. Die praktische Schlussfolgerung hieraus lautet, dass Hypertoniker möglichst wenig Salz zuführen sollten. Dies gilt bereits für Kinder hypertensiver Eltern, um einen wesentlichen Faktor, der zur Ausprägung einer Hypertonie im Erwachsenenalter führt, vorbeugend auszuschalten. Es ist bis heute leider nicht möglich, salzempfindliche Menschen mit einfachen Laboruntersuchungen zu identifizieren. Salzempfindlich sind besonders Kinder, bei denen bereits die Eltern an einem erhöhten Blutdruck leiden.

Eine ältere Untersuchung aus Holland zeigt, dass eine salzarme Ernährung schon im Kleinkindesalter die Entstehung einer Hypertonie im Erwachsenenalter bei Kindern aus einer Hypertonikerfamilie verhindern kann. Die Salzsensitivität war evolutionsbiologisch in der frühen Menschheitsgeschichte ein Vorteil, um mit wenig Salz den Kreislauf, das Blutvolumen und den Blutdruck regulieren zu können und zu stabilisieren. Denn Salz war damals sehr rar. Heute verfügen wir über Salz im Überfluss, und dieser Vorteil verkehrt sich zum Nachteil: Bei salzsensitiven Menschen steigt der Blutdruck bei Konsum der gleichen Salzmenge stärker an als bei nicht salzsensitiven Menschen. Übergewicht, Adipositas und Diabetes erhöhen die Salzempfindlichkeit zusätzlich.

Im Haushalt werden für die Zubereitung von Speisen sowie für das Zusalzen am Tisch nur etwa ein bis zwei Gramm Kochsalz verbraucht. Also kommt lediglich ein kleiner Teil der konsumierten Kochsalzmenge aus dem eigenen Salzstreuer. Dagegen wird bei der industriellen Herstellung von Lebensmitteln Kochsalz nicht nur aus geschmacklichen Gründen reichlich zugesetzt. Vielfach findet es Verwendung als Konservierungsmittel, etwa bei Dosengemüse, Fleisch-, Wurst- und Fisch-Dauerware, sowie als technologischer Hilfsstoff, zum Beispiel zur Teiglockerung bei Brot und Backwaren oder zur Wasserbindung bei der Wurstherstellung. Darüber hinaus werden zahlreiche Natriumsalze, die nicht salzig schmecken, als Hilfsmittel und Zusatzstoffe eingesetzt, zum Beispiel Natriumnitrit und -nitrat zum Pökeln von Fleisch-, Fisch- und Wurstwaren, Natriumphosphate als Schmelzsalz bei der Herstellung von Schmelzkäse, Natriumalginat als Dickungsmittel für Speiseeis, Fertigpuddings, Suppen und Soßen sowie Natriumglutamat als Geschmacksverstärker.

Keine Fructose

»Fruchtzucker« ist in vielen Obstsorten mehr oder weniger enthalten und klingt zunächst auch ganz gesund. Der Name rührt daher, dass Fructose zunächst im Obst entdeckt wurde. Da ist es in Maßen genossen auch unproblematisch. Verschiedene Obstsorten enthalten sehr unterschiedliche Mengen an Fructose. Wenn Fruchtzucker mit natürlichen Lebensmitteln wie Obst und Gemüse aufgenommen wird, nimmt man gleichzeitig andere wertvolle und wichtige Bestandteile wie Ballaststoffe, sekundäre Pflanzenstoffe, Mineralien und Vitamine mit auf, welche die Wirkung von Fructose »entschärfen«. Die im Obst enthaltenen Zucker Fructose, Glucose und Saccharose sind in den Zellen des Obstes »verpackt« und werden erst in unserem Verdauungstrakt aufgeschlüsselt. Der Blutzuckerspiegel steigt daher nur langsam an und fällt auch nur langsam wieder ab.

Größere Mengen Zucker in industriellen Lebensmitteln und gesüßten Säften zu verzehren ist dagegen sehr schädlich. Der Blutzuckerspiegel steigt sehr schnell an und führt zu einer hohen Ausschüttung von Insulin, wodurch er rasch wieder absinkt – ein Hungergefühl stellt sich ein. Fructose wird im Gegensatz zu Glucose nicht über Insulin verstoffwechselt, sondern direkt in der Leber in Fettdepots gespeichert. Dort verhindert es die Fettverbrennung, blockiert das Sättigungsgefühl und kann regelrecht süchtig machen. Leberverfettung und Übergewicht sind die unmittelbaren Folgen eines erhöhten Konsums, doch neue Untersuchungen zeigen, dass Fructose auch schädlich für die Gefäße und damit für die Durchblutung ist.

Aus all diesen Gründen stellt die versteckte Fructose in vielen Industrieprodukten inzwischen ein großes gesundheitliches Problem dar. Insbesondere der aus Mais gewonnene Sirup ist aufgrund seiner niedrigen Kosten ein beliebtes und in großem Umfang genutztes Süßungsmittel.

Rotes Essen gegen freie Radikale

Freie Radikale sind Abbauprodukte im Stoffwechsel, die aggressiv oder »radikal« unsere Körperzellen angreifen können. Chemisch betrachtet fehlt diesen Molekülen ein Elektron zur eigenen Stabilisierung. Sie sind daher sehr reaktiv und versuchen, das fehlende Elektron aus gesunden Zellen an sich zu binden. Dadurch wird ein Oxidationsprozess angestoßen, der die Zellen und sogar unser Erbgut, die DNA, schädigen kann. Radikalenfänger oder Antioxidantien neutralisieren die freien Radikale und schützen so die Zellen und den Gesamtorganismus vor ihrer Wirkung.

Rotes Obst und Gemüse enthält den Pflanzenstoff Lycopin, einen natürlichen Radikalenfänger. Die rote Farbe entsteht durch den Pflanzenstoff Carotin. Für eine optimale Freisetzung von Lycopin sollte das Gemüse erhitzt, gedünstet oder gekocht werden. Die rohe Karotte ist zwar knackig, aber weniger wirksam als gedünstetes Karottengemüse. Abgesehen von der pflanzlichen »Phytotherapie« sind die Vitamine C und E sehr starke Antioxidantien.

Oxidation bedeutet eine chemische Reaktion unter dem Verbrauch von Sauerstoff zur Energiegewinnung bei Stoffwechselprozessen. Ein Ungleichgewicht zwischen oxidativen und antioxidativen Prozessen kann zum sogenannten oxidativen Stress führen, das heißt ein Ungleichgewicht zwischen freien Radikalen und Antioxidantien. Dann sind Schäden an Zellen und deren Funktion möglich. Wenn sie mit Sauerstoff reagieren, »rosten« Zellen nämlich auf genau die gleiche Weise wie Metalle und andere Stoffe.

Rotwein

Den im Rotwein enthaltenen Substanzen Resveratrol und Catechin werden auch antioxidative und schützende Wirkungen zugeschrieben. Der wissenschaftliche Streit über Nutzen oder Schaden von Alkohol für Herz-Kreislauf-Erkrankungen tobt schon seit Jahrzehnten.

Der Begriff »französisches Paradox« wurde 1992 von dem französischen Forscher Serge Renaud an der Universität Bordeaux geprägt. Es besagt, dass die Franzosen trotz hohem Fett- und Alkoholkonsum weniger Herz-Kreislauf-Erkrankungen erleiden im Vergleich mit anderen westlichen Ländern, insbesondere den USA. Erklärt wurde das mit der mediterranen Kost und dem Rotwein – eine Steilvorlage für die französische Weinindustrie!

Die Amerikaner waren so überzeugt, dass sie Rotweinkapseln mit Resveratrol produzierten, um ebenso in den präventiven Genuss zu kommen. Heute geht man davon aus, dass insbesondere das Catechin in den Schalen und Kernen der roten Trauben und die sogenannten Polyphenole einen schützenden Effekt haben. Letztere erweitern die Gefäße und sorgen somit für eine bessere Durchblutung. Das erklärt sehr wahrscheinlich den schützenden Effekt von Rotwein gegen Demenz, wie eine aktuelle Studie aus England zeigen konnte.

Demgegeüber besteht kein Zweifel, dass ein hoher chronischer Alkoholkonsum Herz und Gefäßen schadet und den Blutdruck erhöht. Also macht die Dosis auch beim Wein die Wirkung – beziehungsweise das Gift. Übrigens stammt die These: »Alle Dinge sind Gift, und nichts ist ohne Gift. Allein die Dosis macht, dass ein Ding kein Gift ist« von Theophrastus Bombast von Hohenheim, einem schweizerisch-österreichischen Arzt, der von 1493 bis 1541 lebte und heute eher unter dem Namen Paracelsus bekannt ist.

Rotes Fleisch und dunkle Schokolade

Auch beim Fleisch spielt die Dosis eine wichtige Rolle. Unsere wildernden Vorfahren waren Fleischesser und hätten ohne Fleisch wohl nicht überlebt. Heute geht es dagegen ganz ohne, wie Vegetarier und Veganer beweisen. Dann muss aber auf genügend Eisen und Vitamin B12 aus anderen Lebensmitteln geachtet werden. Eine gelegentliche Blutbestimmung kann zeigen, ob ein Mangel vorliegt. Vegane Wurst ist selten gesünder als ihr fleischhaltiges Pendant, denn sie wird für gewöhnlich mit etlichen künstlichen Zusätzen der Lebensmittelindustrie hergestellt.

Wenig Fleisch und viel Fisch ist eine wichtige Komponente der mediterranen Kost. Unsere Vorfahren jagten natürlich nicht nur weißes Fleisch, sondern waren froh, wenn sie auch mal »Schwein hatten«. Ob Schwein oder anderes rotes Fleisch tatsächlich ungesund ist, bleibt wie beim Rotwein umstritten. Bei gesunder Lebensführung und allgemein gesunder Ernährung dürfte die potenziell schädliche Wirkung von rotem Fleisch in vernünftigen Mengen zu vernachlässigen sein. Hier steht der Genuss im Vordergrund. Unter Berücksichtigung des Tierwohls ist ein Stück rotes Fleisch vom regionalen Bauern allemal besser als ein weißes Putenschnitzel von überzüchteten Tieren, die sich wegen ihrer schweren Brust kaum noch auf den Beinen halten können.

Apropos Genuss: Dunkle Schokolade mit mindestens 70 Prozent Kakaoanteil hat dank des hohen Gehaltes an Flavonoiden positive Auswirkungen auf die Gefäße. Diese Pflanzenstoffe wirken gefäßerweiternd, entzündungshemmend und antioxidativ. Studien zeigen günstige Wirkungen auf Herz-Kreislauf-Erkrankungen. Dunkle Schokolade hat zudem deutlich weniger Zucker im Vergleich zu heller Milchschokolade und ist auch daher viel gesünder.

Trinken

Ausreichend Flüssigkeit zu sich zu nehmen ist von grundlegender Bedeutung für einen guten Kreislauf und eine gute Durchblutung. Dies gilt besonders im Alter, wenn das Durstgefühl nachlässt. Mangelhaftes Trinken kann zu Dehydratation führen mit mangelnder Hirndurchblutung, Verwirrtheit, Konzentrationsschwäche und abnormer Müdigkeit. Die einfachste Lösung ist stets ein gefülltes Wasserglas bereitzustellen und wieder aufzufüllen.

Pauschal lässt sich keine für jeden Menschen optimale Trinkmenge beziffern. Die Intensität der Urinfärbung gibt sehr gut Auskunft über den aktuellen Wasserhaushalt und man kann sein Trinkverhalten unter anderem danach ausrichten. Ist der Urin sehr konzentriert, das heißt sehr dunkel, besteht ein Flüssigkeitsmangel. Dann sollte man bald etwas trinken. Ist der Urin dagegen eher hell, liegt alles im grünen Bereich. Als Faustregel gilt eine Trinkmenge von anderthalb Litern am Tag. Was über zwei bis vier Liter hinausgeht, kann zu einer Überlastung der Nieren und des Herzens führen, insbesondere bei älteren Menschen, wenn die Nieren- und Herzfunktion schon beeinträchtigt sind. Eine allgemeingültige optimale Trinkmenge gibt es jedoch nicht. Wie viel man trinken soll, hängt von inneren Faktoren wie Geschlecht, Alter und Gewicht ebenso ab wie von äußeren Faktoren, als da wären die Temperatur und das Maß an körperlicher Anstrengung.

Wasser sollte grundsätzlich das Grundgetränk sein. Zusätzlich sind Kaffee und Tee auch bei Herz-Kreislauf-Erkrankungen ungefährlich. Vorteilhaft ist, wenn Kaffee und Tee ohne Zucker konsumiert werden, und ebenso alle anderen Getränke möglichst zucker- und kalorienfrei sind – also keine Limonaden, selbst wenn sie »bio« sind. Auch fettarme Milch ist sinnvoll für eine gesunde Versorgung mit Flüssigkeit. Wer vegane Kost bevorzugt oder eine Laktoseintoleranz hat, findet heute erfreulicherweise genügend Alternativen.

Kaffee ist entgegen einer weitverbreiteten Meinung keine Ursache für einen erhöhten Blutdruck, und kann entgegen früheren Empfehlungen problemlos auch von Menschen mit einer Hypertonie und anderen Herz-Kreislauf-Erkrankungen konsumiert werden. Tatsächlich gibt es immer mehr Daten zu positiven gesundheitlichen Effekten von Kaffee und Tee. Neueste Untersuchungen zeigen sogar eine Reduktion des Risikos für eine Erkrankung an Demenz, wenn mindestens drei Tassen pro Tag konsumiert werden!

Kalium statt Natrium

Eine Kost, die salzarm und gleichzeitig kaliumreich ist, senkt einen erhöhten Blutdruck effektiver als natriumarme Kost allein. Kalium ist ein lebenswichtiger Mineralstoff. Der Kaliumbedarf des menschlichen Organismus liegt bei etwa 2 000 bis 3 000 Milligramm pro Tag und entspricht damit ungefähr dem Natriumbedarf. Während jedoch die Natriumzufuhr durchweg zu hoch ist, nehmen wir mit der täglichen Nahrung eher zu wenig Kalium auf. Das liegt unter anderem daran, dass beim Verarbeiten von Lebensmitteln Kaliumverluste auftreten, während stets reichlich Natrium über das Kochsalz zugefügt wird. Dadurch verschlechtert sich das Natrium-Kalium-Verhältnis in unserer Ernährung.

Eine erhöhte Kaliumzufuhr ist wünschenswert, weil Kalium eine schützende Wirkung gegen den blutdrucksteigernden Effekt von Natrium hat. Das kann bereits bei der Vorbeugung gegen hohen Blutdruck eine Rolle spielen. Beim Bluthochdruck fördert eine höhere Kaliumzufuhr unter anderem eine verstärkte Ausscheidung von Natrium und Wasser aus dem Körper, wodurch eine Blutdrucksenkung und eine Gefäßerweiterung erreicht wird. Von einer höheren Kaliumzufuhr profitieren insbesondere Patienten, die Diuretika oder »Wassertabletten« zur Blutdrucksenkung einnehmen. Lediglich Patienten mit einer fortgeschrittenen Nierenfunktionsstörung sollten davon absehen.

Kalium sollte aber nicht selbstständig in Tablettenform konsumiert werden. Dies ist nur bei einem nachgewiesenen Mangel im Blut notwendig und muss vom Arzt verschrieben werden. Sie können im Zweifel aber etwas stärker auf Ihre Ernährung achten: Kaliumreiche Lebensmittel sind unter anderem Kartoffeln und Hülsenfrüchte.

Untersuchungen belegen, dass eine salzarme und kaliumreiche Ernährung gefährdete Kinder aus Hypertonikerfamilien vor der Entstehung einer Hypertonie im Erwachsenenalter schützen kann. Frauen profitieren stärker als Männer von einer Beschränkung der Kochsalzzufuhr und mehr Kalium zur Blutdrucksenkung.

Kalzium und Magnesium

Kalzium ist überaus wichtig für den Knochenstoffwechsel, und kann einem verstärkten Knochenabbau, der Osteoporose, entgegenwirken. Hauptnahrungsquelle für die Aufnahme von Kalzium sind Milch und Milchprodukte. Wegen der gleichzeitigen Bedeutung des Fettanteils der Nahrung und des Gewichts für den Blutdruck sollten magere Milchprodukte und natriumarme Käsesorten bevorzugt werden.

Ein häufiges Zeichen für einen Magnesiummangel sind Muskelkrämpfe, beispielsweise in den Waden. Oft tritt der Magnesiummangel als Folge einer blutdrucksenkenden Therapie mit Diuretika auf – ähnlich dem Kaliummangel. Hier sind Magnesiumpräparate angezeigt. Diese können im Gegensatz zu Kalium auch ohne Verschreibung konsumiert werden. Ansonsten sind auch grünes Gemüse und Blattgemüse sehr magnesiumreich. Magnesium ist gut für die Gefäßfunktion und senkt den Blutdruck.

Selen und andere Spurenelemente

Spurenelemente wie Selen, Zink und andere kommen in sehr geringen Mengen im menschlichen Organismus vor. Sie haben eine spezielle Aufgabe bei vielen Stoffwechselprozessen. Selen ist vor allem in Getreide, Zink in Fleisch, Seefisch und Milch enthalten. Spurenelemente kommen reichlich in Mineralwässern vor. Kadmium, Blei und Thallium sind dagegen auf jeden Fall unerwünscht. Sie können neben anderen negativen Wirkungen den Blutdruck erhöhen.

Vitamine

Vitamin D spielt eine wesentliche Rolle bei der Regulierung des Kalzium-Stoffwechsels, und hat damit auch Einfluss auf die Blutdruckregulation. Neuere Untersuchungen zeigen, dass Hypertoniker häufig an einem Vitamin-D-Mangel leiden, und dass die Einnahme von Vitamin D blutdrucksenkend wirken kann. Aktives Vitamin D wird im Körper mithilfe von ultraviolettem Licht in der Haut gebildet. Somit ist Vitamin D eigentlich ein körpereigenes Hormon. Ein Mangel tritt daher insbesondere bei geringer Sonnenexposition und im Winter auf. Im Alter lässt die Kapazität der Haut, das aktive Vitamin D zu bilden, nach. Daher ist die weite Verbreitung von Mangelerscheinungen bei uns nicht verwunderlich. Selbst mit gesunder Ernährung wird nur wenig Vitamin D aufgenommen.

Neue Studien bestätigen, dass ein Vitamin-D-Mangel zum Blutdruckanstieg führt. Die in erster Linie hervorgerufene Versteifung der Arterien können wir heute mit der Pulswellenanalyse sehr einfach messen.

Eine Substitution mit Vitamin D in Kapseln oder Öl zum Ausgleich eines Mangels und zur Verbesserung der Gefäßelastizität sollte in individueller und ausreichender Dosierung entsprechend dem individuellen Blutspiegel von Vitamin D und Parathormon erfolgen. Es hat sich gezeigt, dass die bisher üblichen Dosen viel zu niedrig sind, um den Blutspiegel in den optimalen Bereich anzuheben und damit eine Blutdrucksenkung zu erreichen.

Parathormon wird in den circa erbsengroßen Nebenschilddrüsen am Hals gebildet und reguliert zusammen mit Vitamin D den Kalziumhaushalt. Wird bei Vitamin-D-Mangel zu wenig Kalzium aus dem Darm aufgenommen, führt eine reaktive Erhöhung des Parathormons zur Mobilisierung von Kalzium aus den Knochen in die Blutbahn. Denn im Blut ist ein normaler Kalziumspiegel wichtiger als im Knochen. Auf Dauer führt der Vitamin-D-Mangel daher zum Knochenabbau und zur Osteoporose. Wird ausreichend Vitamin D substituiert, sinkt die Aktivität des Parathormons wieder in den Normbereich und der Abbau von Kalzium aus dem Knochen wird gestoppt.

Kurz und knapp

Blutdrucksenkend und gefäßerweiternd wirken neben dem obligatorischen Gewichtsverlust die folgenden Ernährungsfaktoren:

- Natriumrestriktion, Kaliumsupplementation,
- Mittelmeerkost oder vegetarische Kost, Hauptsache kochsalzreduziert und fettarm,
- nitratreiches Gemüse, beispielsweise Rote Bete,
- dunkle Schokolade,
- Knoblauch.

Runter mit den Pfunden – und auch mit dem Blutdruck

Seit 1990 hat sich die Häufigkeit von Übergewicht und Adipositas bei Erwachsenen verdoppelt, und bei Kindern sogar vervierfacht. Diese Kinder werden die Lebenserwartung ihrer schlanken Vorfahren leider nicht mehr erreichen. Prävention muss daher bereits im Kindesalter beginnen. Das ist nicht nur eine erzieherische Aufgabe der Eltern, im Sinne der Verhaltensprävention, sondern auch eine Aufgabe der Politik zur Stärkung der Verhältnisprävention. Hierzu zählen Schulsport, Schulessen, Lebensmittelkennzeichnung und strenge Vorgaben für die Lebensmittelindustrie hinsichtlich Zucker, Salz und Fettgehalt der unzählbaren Produkte, die für die Fettleibigkeit von Kindern verantwortlich sind. Dass diese ungesunden Produkte auf den einschlägigen Kanälen zielgruppengerecht beworben werden dürfen, ist ein großes Ärgernis.

Fettzellen

Die Fettzellen, Adipozyten genannt, speichern das Fett als Energieträger im weißen Fettgewebe. Die weißen Fettzellen sitzen auch im Inneren des Körpers und um die Bauchorgane. Sie sind hier besonders gefährlich, weil sie Entzündungsbotenstoffe ausschütten und damit Herz, Gefäßen und anderen Organen schaden. Das Fett kann nur schwer aus dem weißen Fettgewebe wieder mobilisiert werden.

Ganz anders sieht es im braunen Fettgewebe aus (siehe S. 101). Hier wird Fett in Wärmeenergie umgesetzt. Leider schwindet das braune Fettgewebe mit zunehmendem Alter, während das weiße Fettgewebe zunimmt. Menschen mit viel braunem Fettgewebe erleiden weniger Alterskrankheiten. In geringen Umfang kann weißes Fettgewebe in braunes umgewandelt werden, zum Beispiel durch Kälte. Umgekehrt wird leider auch braunes Fettgewebe in weißes umgewandelt bei dauerhaft erhöhter Nahrungszufuhr und Stress.

In den letzten Jahren hat man mit den beigen Fettzellen eine Zwischenstufe entdeckt. Die Forschung zum Abbau von weißem Fett und Anbau von beigem und braunem Fett wird intensiv betrieben – auch in der Hoffnung, ein Medikament zu entwickeln, welches Abbau und Anbau regulieren kann.

Intervallfasten

Fasten beziehungsweise eine Kalorienreduktion wirkt im Tierversuch lebensverlängernd. Neben dem Ziel des Gewichtsverlusts führt Fasten zu einer Regeneration unserer Zellen und unseres Gewebes sowie zu einer Reduktion des Risikos für Alterserkrankungen. Daher forscht die Anti-Aging-Industrie an Substanzen, um die positiven Eigenschaften von Fasten auch ohne Kalorienbeschränkung nachzuahmen. Bisher gibt es aber keine Pille, die diese Hoffnung erfüllt.

Am einfachsten geht Fasten im täglichen Intervall: Das Intervallfasten ist eine sehr erfolgreiche und dauerhaft durchführbare Ernährungsform, um Übergewicht zu reduzieren, und um Normalgewicht zu behalten. Im Gegensatz zu kurzfristigen »Diäten« geht es hier um eine zeitliche Verschiebung der Nahrungsaufnahme. So kann Intervallfasten dauerhaft zur Gewichtsregulierung durchgeführt werden.

Intervallfasten oder 16-8-Methode bedeutet, dass entweder das Frühstück oder das Abendessen ausfällt, und man so 16 Stunden auf die Nahrungsaufnahme – mit Ausnahme kalorienfreier Getränke – verzichtet. Wer beispielsweise nach 17 Uhr nichts mehr isst, kann am nächsten Morgen um 9 Uhr wieder frühstücken. Oder wer nicht frühstückt und abends nach 20 Uhr nichts mehr isst, kann nach 12 Uhr mittags wieder essen. Erfahrungsgemäß fällt es den meisten Menschen leichter, nach einer gewissen Gewöhnungszeit von zwei bis drei Wochen, auf das Frühstück zu verzichten. Das aber bedeutet nicht, dass in der Früh kein Kaffee oder Tee, möglichst ohne Zucker, getrunken werden kann.

Selbstverständlich ist auch beim Intervallfasten auf die Gesamtbilanz zu achten. Eine Gewichtsabnahme gelingt nicht, wenn mehr

Kalorien zugeführt als verbraucht werden. Daher ist eine Umstellung der Ernährung auf kalorienarme Kost – Gemüse und Früchte, wenig verarbeitete Lebensmittel mit vielen Kalorien und Zucker – und die Kombination mit erhöhter körperlicher Aktivität und Sport besonders erfolgreich.

Intervallfasten muss individuell in den Alltag eingepasst werden. Die Kombination mit Sport geht für berufstätige Menschen am besten am Wochenende. Noch effektiver ist die Kombination mit nur einer »großen« Mahlzeit am Tag.

Unser Stoffwechsel stellt sich in den 16 Stunden Fastenzeit um vom Zucker- auf den Fettstoffwechsel. Zur Aufrechterhaltung der Energieversorgung, insbesondere des Gehirns, erfolgt diese Umstellung, wenn die Zuckerreserven in der Fastenzeit verbraucht sind. Dann wird Fett mobilisiert, abgebaut, mit anderen Abbauprodukten in der Leber verstoffwechselt und zum Teil wieder in Zucker umgewandelt. In den 16 Stunden Fastenzeit findet eine »Entgiftung« des Stoffwechsels von Zellen und Organen statt. Als Autophagie wird die Entsorgung der Abbauprodukte aus der Zelle bezeichnet. Der »Abfall« reichert sich dadurch nicht weiter in der Zelle an, sondern wird recycelt.

Eine Alternative zur 16-8-Methode ist die 6-1-Methode, das heißt an einem Tag in der Woche fasten und die restlichen sechs Tage normal beziehungsweise kalorienreduziert essen. Intervallfasten kommt dem Ernährungsverhalten unserer Urahnen am nächsten. Diese hatten nicht stets reichlich Nahrung zur Verfügung, um fünfmal am Tag zu essen, wie von manchen Fachgesellschaften empfohlen wird. Sie mussten Jagen und Sammeln und waren darin nicht immer erfolgreich. Somit gab es immer wieder Fastenzeiten. Unser Problem ist, dass wir mit diesem alten genetischen Programm in einer Gesellschaft mit Nahrungsüberfluss leben.

Anders als bei längeren Fastenperioden kommt es beim Intervallfasten zu keinem Muskelabbau und zu keinem Jo-Jo-Effekt nach Beendigung der Fastenperiode. Der Jo-Jo-Effekt bezeichnet die rasche erneute Gewichtszunahme nach einer zunächst erfolgreichen Diät.

Eine medikamentöse Gewichtsreduktion ist möglich mit neuen Substanzen wie Semaglutid oder Tirzepatid und weiteren ähnlichen Medikamenten. Semaglutid wurde ursprünglich als Diabetesmedikament entwickelt. Es zeigte sich dann in den Studien, dass es außerdem zu einer deutlichen Gewichtsreduktion ohne wesentliche Nebenwirkungen kam. Infolge wurde die Substanz auch bei Übergewichtigen ohne Diabetes erfolgreich eingesetzt. Die zeitnahe Entwicklung ähnlicher Substanzen ist zu erwarten. Es gilt jedoch zu beachten, dass die Medikamente nur solange wirken, wie sie eingenommen beziehungsweise gespritzt werden. Nach Absetzen kann es zu einem Jo-Jo-Effekt mit Gewichtszunahme kommen. Bei schwerer Adipositas mit einem BMI über 40 kann auch eine operative Behandlung mit Magenverkleinerung oder ein Magen-Bypass sinnvoll sein.

Tab. 5: Idealer BMI in Abhängigkeit vom Alter. Individuelle Rechner finden Sie im Internet.

Alter	Idealer BMI
35 bis 44	21 bis 26
45 bis 54	22 bis 27
55 bis 65	23 bis 28
Älter als 65	24 bis 29

Entspannt durchs Leben gehen

Guter Schlaf

Die beste und natürlichste Form der Entspannung und Erholung ist ein ausreichender und guter Schlaf. »Ausreichend« bedeutet sieben bis neun Stunden. Wer dauerhaft weniger als sechs Stunden schläft, hat ein erhöhtes Risiko für Herz-Kreislauf-Erkrankungen und einen vorzeitigen Tod. Einer Veröffentlichung des Europäischen Jahreskongresses für Kardiologen 2024 zufolge kann jedoch »Nachhol-Schlaf«

am Wochenende auch bei chronischem Schlafmangel das Risiko für Herz-Kreislauf-Erkrankungen um circa 20 Prozent senken.

Unser körpereigenes Schlafmittel ist das Melatonin. Dieses Hormon wird in der Zirbeldrüse in der Mitte des Gehirns produziert und vermehrt in der Dunkelheit ausgeschüttet. Die Melatoninproduktion lässt im höheren Alter nach, weshalb die Einnahme von drei bis fünf Milligramm circa eine halbe bis eine Stunde vor dem Zubettgehen eine sinnvolle Therapie bei Schlafstörungen darstellt. Melatonin hat als Hormon wichtige Effekte im Kreislaufbereich. So führt es zur nächtlichen Blutdrucksenkung und verschiebt die Durchblutung vom Zentrum unseres Körpers in die Haut. Die bessere Durchblutung der Haut schützt vor Kälte in der Nacht. Im Gegenzug sinkt die Kerntemperatur im Schlaf um 1 bis 1,5 Grad ab.

Gute Erholung während des Tages kann auch mit einer oder mehreren kurzen Schlafeinheiten, sogenannten »Power Naps«, zur schnellen Erholung erreicht werden.

Übrigens

Bereits in den 1980er-Jahren konnten wir an der Medizinischen Poliklinik der Ludwig-Maximilians-Universität München zeigen, wie ein erhöhter Blutdruck durch Atemfeedback signifikant gesenkt werden kann. Heute bietet meine Hypertonie.App eine einfache Anleitung zur Tiefenatmung. Hiermit kann die Atemfrequenz reguliert werden und als Biofeedback dienen (siehe S. 170).

Tiefenatmung: die einfachste und effektivste Entspannungsmöglichkeit

Die einfachste Entspannung geht über bewusstes und entschleunigtes Atmen. Achten Sie mehrfach am Tag auf Ihre Atmung: Halten Sie den Atem in bedrohlichen und unangenehmen Situationen an? Atmen Sie tief oder oberflächlich? Die Atmung läuft zwar automatisch ab, aber sie ist auch willentlich beeinflussbar. Um tief und bewusst durchzuatmen, muss keine Tätigkeit unterbrochen werden, man braucht keinen bestimmten Platz und keine spezielle Körperposition. Ziel der bewussten Atmung ist ein regelmäßiger Ein- und Ausatemstrom, beispielsweise mit einem Rhythmus von je fünf Sekunden für das Ein- und für das Ausatmen. Damit wird die Atemfrequenz auf sechs pro Minute gesenkt. Mit zunehmendem Training kann die Atemfrequenz auf vier pro Minute gesenkt werden und die Ausatmung darf dabei etwas länger sein als die Einatmung. Beim Ausat-

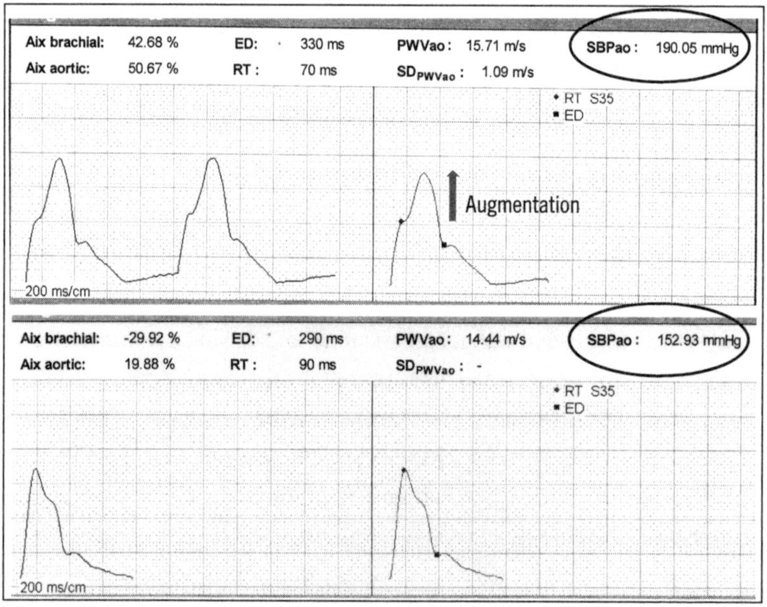

Abb. 9: Rasche Reduktion eines deutlich erhöhten systolischen Blutdruckes durch dreiminütige Tiefenatmung: Der aortale Blutdruck (SBPao) war initial in der Pulswellenanalyse mit 190 mmHg erhöht (oberer Teil) und konnte durch Entspannung mit Tiefenatmung auf 152 mmHg gesenkt werden (unterer Teil). Die Druckkurve der ersten Messung zeigt eine deutliche Augmentation des systolischen Blutdruckes (zweiter Gipfel). Nach Entspannung ist die Druckkurve normalisiert ohne Augmentation und die Pulswellengeschwindigkeit um einen Meter pro Sekunde gesenkt. Quelle: Originalausdruck, MM.

men wird der *Parasympathikus* aktiviert. Das längere Ausatmen sorgt für eine stärkere Aktivität dieses Entspannungsnervs.

Mit der Tiefenatmung lässt sich beispielsweise ein erhöhter Blutdruck innerhalb von wenigen Minuten deutlich senken. Je nach Blutdruckhöhe entspricht das einer Senkung wie sie beispielsweise durch das Notfallmedikament Nitrospray oder -kapsel erreicht werden kann (siehe Abbildung 9).

Für zu Hause – oder im Büro

Trainieren Sie die Tiefenatmung: Langsam durch die Nase einatmen, kurz innehalten, und langsam durch den Mund mit einem hauchenden Geräusch und geschürzten Lippen wieder ausatmen.

Zu langes Innehalten kann zu unangenehmer Anspannung führen. Wenn das der Fall ist, sollte auf das Atemhalten verzichtet werden.

Trainieren Sie die Umstellung von Brust- auf Bauchatmung: Beim Einatmen wölbt sich der Bauch nach außen, das Zwerchfell zwischen Brust und Bauch tritt dabei nach unten und kann so viel mehr Luft in die Lungen saugen. Beim Ausatmen geht die Bauchdecke nach innen und das Zwerchfell drückt die Luft aus der Lunge. So lassen sich mit der Bauchatmung größere Mengen Luft bewegen als mit der Brustatmung, und die Lungenflügel werden bis in die kleinsten Lungenbläschen gut belüftet. Diese Atemtechnik trainiert auch die Atemmuskulatur und verbessert somit die Lungenfunktion. Babys atmen übrigens noch ganz automatisch mittels Bauchatmung.

Für zu Hause

Ist der Blutdruck akut erhöht, führen Sie für zwei bis drei Minuten die Tiefenatmung durch und messen anschließend noch mal den Blutdruck. Je höher der Ausgangsblutdruck, umso wahrscheinlicher ist eine deutliche Senkung durch die Atemtherapie. Tiefenatmung führt zur tiefen Entspannung. So können auch Angststörungen und Panikattacken wirksam reduziert werden.

Tiefenatmung zur Raucherentwöhnung

Insbesondere die »Stressraucher« spüren eine Entspannung durch das tiefe Inhalieren der Rauchware. Besteht die Motivation zum Rauchstopp, kann die Tiefenatmung als Ersatz für die Zigarette genutzt werden: Wenn der Drang zum Rauchen aufkommt und das Bedürfnis zur Entspannung, ruft die Tiefenatmung die gewünschte Wirkung auch ohne Nikotin hervor. Das kann laut Dr. Ralph Schicha, Coach und Therapeut aus München, den Entzug erleichtern.

Weitere Entspannungstechniken

Ziel der verschiedenen Entspannungstechniken ist es, insgesamt entspannter und ruhiger zu werden, um auch in akuten Stresssituationen gelassener und weniger gestresst zu reagieren. Für diese Verfahren bedarf es jedoch Zeit. Dazu muss man es sich bequem machen und sich gegen äußere Einflüsse – Telefon, Fernsehen, Termine – abschirmen. Die Auswahl der Entspannungstechnik richtet sich einerseits nach dem örtlichen Angebot an entsprechenden Kursen und Therapeuten, andererseits nach den persönlichen Vorstellungen und Erwartungen. Hier sollen deshalb nur zwei Verfahren kurz erläutert werden.

Autogenes Training

Den Begriff »autogenes Training« kann man am besten mit »selbst gestaltete, wiederholte Entspannungsübung« übersetzen. Damit kommt zum Ausdruck, dass die Entspannung einerseits durch Selbstanweisung erfolgt und andererseits regelmäßig wiederholt werden sollte. Die Technik ist am einfachsten unter Anleitung in einem entsprechenden Kurs zu erlernen und wird im Anschluss selbstständig weiterbetrieben. Das autogene Training kommt zur unterstützenden Behandlung verschiedener Erkrankungen zum Einsatz. Je nach Bedarf kann es auf einzelne Organsysteme abgestimmt werden.

Progressive Muskelrelaxation nach Jacobson

Der Sinn der progressiven Muskelrelaxation oder »fortschreitenden Muskelentspannung« ist das Erleben von Anspannung und Entspannung, des Wechsels von Druck und Druckentlastung. Die Technik besteht darin, dass nacheinander sämtliche Muskelgruppen des Körpers vom Kopf bis zu den Zehen bewusst angespannt und wieder entspannt werden. Dies geschieht in einem gleichmäßigen Rhythmus, in bequemer Sitzhaltung, mit geschlossenen Augen. Die Technik ist relativ einfach erlernbar.

Auf den folgenden Seiten finden Sie eine einfache Anleitung: Lesen Sie sich die Übungen mehrmals durch, probieren Sie sie aus und »verinnerlichen« Sie diese. Nehmen Sie dann eine bequeme Sitzhaltung ein und schließen Sie die Augen. Spannen und entspannen Sie nun in nachstehender Reihenfolge Ihre Muskeln. Sie können sich auch von einem Partner instruieren lassen.

Unterarme

Ballen Sie für etwa fünf bis acht Sekunden eine Faust und achten Sie auf das Spannungsgefühl in den Muskeln des Unterarms und der Hand. Lassen Sie dann für 30 Sekunden vollständig los. Beobachten Sie die Empfindungen im entspannten Unterarm und in der Hand – vielleicht Kribbeln, Wärmegefühl, Schweregefühl oder eine angenehme Lockerung. Wiederholen Sie die Übung mit beiden Fäusten.

Oberarme: Bizeps

Spannen Sie die Bizepsmuskeln an, indem Sie die Arme beugen. Dabei sollten die Unterarmmuskeln möglichst entspannt bleiben.

Lockern Sie die Anspannung wieder und lassen Sie die Arme bequem ruhen. Achten Sie auf die im Vergleich zur Anspannung unterschiedlichen Empfindungen – auf die Lockerung und Lösung – in den Oberarmmuskeln.

Oberarme: Trizeps

Spannen Sie nun die Trizepsmuskeln an, indem Sie die Arme strecken. Falls Sie im Liegen üben, lassen Sie dazu die Unterarme flach auf dem Boden liegen und drücken Sie sie nach unten gegen die Unterlage. Die Handinnenflächen zeigen dabei nach oben. Lösen Sie dann die Anspannung und lassen Sie die Schultern fallen. Achten Sie auf die Entspannungsgefühle im Oberarm.

Schultern

Ziehen Sie die Schultern hoch und spannen Sie die Schultermuskeln an. Lösen Sie dann die Anspannung und lassen Sie die Schultern fallen. Achten Sie auf die Entspannungsgefühle in den Schultern.

Nacken

Drücken Sie den Kopf nach hinten und spannen Sie die Nackenmuskeln an. Lassen Sie dann wieder locker.

Gesicht

Beißen Sie die Zähne aufeinander, kneifen die Augen zusammen und spannen Sie die Gesichtsmuskeln an, indem Sie eine Grimasse ziehen. Lassen Sie dann alles wieder locker.

Rückenmuskeln
Spannen Sie die Rückenmuskeln an, indem Sie die Schulterblätter nach hinten ziehen. Dann lösen Sie die Spannung in den Rückenmuskeln vollständig.

Bauchmuskeln
Machen Sie die Bauchdecke »hart«, um die Bauchmuskeln anzuspannen. Wem das schwerfällt, kann den Bauch auch einziehen oder herausdrücken. Im Anschluss die Bauchmuskulatur wieder entspannen.

Oberschenkel- und Gesäßmuskeln
Kneifen Sie die Gesäßbacken zusammen und spannen Sie die Oberschenkel an. Dann lösen Sie die Spannung wieder.

Unterschenkel: Wadenmuskeln
Drücken Sie Füße und Zehen nach unten, vom Gesicht weg, sodass Spannung in den Wadenmuskeln spürbar ist. Dann entspannen Sie die Wadenmuskeln wieder und lassen die Beine bequem ruhen.

Unterschenkel: Schienbeinmuskeln
Ziehen Sie Zehen und Füße in Richtung Gesicht, sodass Sie Spannung an Ihren Schienbeinen verspüren. Lassen Sie dann los und bringen Sie die Beine wieder in die Ruhestellung.

Zurücknahme
Falls Sie anschließend nicht schlafen wollen, beenden Sie die Übung, indem Sie die Arme mehrmals fest beugen und strecken. Wenn Sie mögen, können Sie sich auch recken und strecken. Dann atmen Sie tief durch und schlagen die Augen wieder auf.

Stressbewältigung durch Umdenken

Stress kann auch Freude und Zufriedenheit bedeuten, wenn etwas Gutes geschafft wird. Dann ist die intensive Anspannung nicht schädlich und lässt sich gut verkraften. Ungesund wird es, wenn das Gleichgewicht von Anspannung und Entspannung, Leistung und Gegenleistung beispielsweise im Beruf nicht mehr stimmt.

»Stress ist das Salz in der Lebenssuppe«: Wie bei allen Dingen im Leben spielt aber auch hier die Dosis eine Rolle, und genauso wie beim Kochsalz und Alkohol kann auch beim Stress zu viel schädlich sein. Stress völlig auszuschalten ist sicher nicht machbar, doch es gibt etliche Möglichkeiten, die ungesunden Auswirkungen von Stress zu minimieren.

Wie können wir besser mit Stress umgehen? Die wirkungsvollste und anspruchsvollste Art, Stress abzubauen, ist tatsächlich die Veränderung der eigenen Stressreaktionen im Sinne einer gesunden Verarbeitungsstrategie. »Äußere« Stressfaktoren, wie zum Beispiel Straßenlärm und auch Berufsstress, lassen sich nicht immer vermeiden oder vollständig umgehen. Probleme in der Familie oder in der Partnerschaft können jedoch durch Aussprache häufig schon vernünftig gelöst werden. Wichtig ist zunächst, die persönlichen, beruflichen, familiären und anderen Stressfaktoren zu erkennen und dann nach Lösungsstrategien zu suchen.

Menschen mit viel Stress in Beruf und Familie müssen für ausreichend Schlaf, Freizeit, Erholung, Urlaub sorgen. Darüber hinaus können bestimmte Entspannungstechniken, vom autogenen Training über progressive Muskelrelaxation und Meditation bis hin zu Yoga erlernt werden. Eine sehr gute Methode, langfristig Stress abzubauen, ist aber auch körperliche Aktivität im Sinne von Bewegung und Sport, Spiel und Tanz. Mit der oben beschriebenen Tiefenatmung lässt sich hingegen akuter Stress einfach, schnell und effektiv abbauen.

Der wichtigste Ansatz: kognitive Umstrukturierung

Wie wir in einer bestimmten Stresssituation oder auf berufliche und familiäre Stressfaktoren reagieren, hängt einzig und allein von uns selbst ab. Stress ist immer individuell! Wenn wir unser individuelles Verhaltensmuster, Stress zu verarbeiten, erkannt haben, eröffnet uns dies die Möglichkeit, eine ungesunde Stressreaktion in eine gesunde zu verwandeln: Ob unser Blutdruck in einer bestimmten Stresssituation ansteigt oder unverändert bleibt, hängt von uns selbst ab, nämlich von unserer Bewertung der Stresssituation. Unsere innere Einstellung und unser Bewertungsmuster bestimmen in jeder Situation, ob Stress uns belastet oder nicht, und ob unser Organismus natürlich und gesund oder schädlich und ungesund reagiert. Entscheidend ist, dass wir unsere innere Bewertung erkennen und analysieren. Dies erlaubt es uns, unser Bewertungsmuster umzuprogrammieren und Stress besser zu verarbeiten. Das versteht man unter »kognitiver Umstrukturierung«: die bewusste Änderung der Bewertung einer Stresssituation und der Konsequenzen daraus (siehe Abbildung 10).

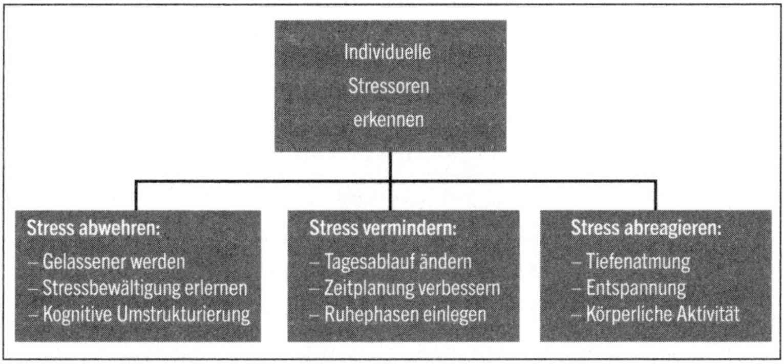

Abb. 10: Antistress-Programm. Quelle: MM.

Viele Menschen sind ständig damit beschäftigt, zu überlegen, was passiert, wenn dies und jenes nicht erledigt wird, mit den und den unangenehmen Folgen und Konsequenzen, obwohl die Realität zeigt, dass die meisten Dinge doch positiv ausgehen, und das Leben keine Abfolge von katastrophalen Kettenreaktionen darstellt.

Gelassene Menschen bewerten Situationen eher positiv. Wir haben es selbst in der Hand, uns durch eine positive Bewertung, eine gelassenere Einstellung und ein bewusstes Umprogrammieren unseres negativen Bewertungssystems vor ungesunden Stressreaktionen zu schützen. Viele Menschen können dies »von Haus aus« aufgrund ihrer gelassenen Lebenseinstellung. Andere entwickeln erst im Laufe ihres Lebens aufgrund positiver Erfahrungen allmählich eine gesündere Einstellung und legen später das an den Tag, was man gemeinhin »Altersweisheit« nennt.

Die effektivste Stressabwehr beginnt daher im Kopf. Machen Sie sich Ihre Gedanken, Einstellungen und Bewertungen bewusst. Ist Ihr Bewertungsmuster eher negativ und angstauslösend als positiv und gelassen? Die Voraussetzung für gesunde Stressreaktionen besteht darin, die ständigen und automatisch ablaufenden ungesunden Bewertungsmuster ins Bewusstsein zu heben. Man muss sich ganz bewusst den inneren Film, das Kopfkino, die Gedankengänge, Einstellungen und Bewertungen in jeder Situation, in jeder Minute, in jeder Sekunde anschauen und dann entscheiden, ob diese Bewertung negativ, das heißt ungesund, neutral oder positiv, also gesund ist.

Dieses Verhalten kann man relativ rasch lernen. Es erfordert allerdings eine gewisse Einsicht, Disziplin, Aufmerksamkeit und Training. In jedem Augenblick unseres Lebens haben wir die freie Wahl, uns bei der Einschätzung einer Situation und der eigenen Position, die wir darin einnehmen, für die Bewertung glücklich oder unglücklich, stark oder schwach, optimistisch oder pessimistisch, also gesund oder krank zu entscheiden. Denn krank machen nicht die Stressfaktoren an sich, sondern eine unzureichende »Verarbeitung« der Stressoren, das heißt ein ungesundes Bewertungsmuster und Stressverhalten.

Wenn wir unseren Verstand wirklich benutzen, die Zusammenhänge verstehen, und unser Bewertungsmuster besser programmieren, können wir ungesunde Stressreaktionen vermeiden und uns damit vor hohem Blutdruck, erhöhter Herzfrequenz und anderen gesundheitlichen Schäden schützen.

Für zu Hause – oder auch im Auto oder Büro

Halten Sie sich also jede Situation und Ihre Reaktion darauf vor Augen! Achten Sie auf Ihr inneres Selbstgespräch, zum Beispiel: »Schon wieder dieser Ärger«, »Das schaffe ich nie«, »Was soll ich jetzt tun?«, »Das wird schief gehen« und so weiter. Versuchen Sie stattdessen, die Dinge positiv zu bewerten: »Damit kenne ich mich aus«, »Ich kann das«, »Damit kann mir bestimmt jemand helfen«, »Das wird klappen«.

Wer mit dem Auto im Stau steht und sich fürchterlich aufregt, wird damit den Stau nicht auflösen, aber den eigenen Blutdruck erhöhen. Dieses simple Beispiel veranschaulicht den Zusammenhang zwischen Wahrnehmung, Beurteilung und Stressreaktion. Tatsächlich ist Autofahren heute einer der häufigsten Stressoren. Anstatt sich über den Stau aufzuregen, entspannen Sie sich mit Tiefenatmung, Radiohören oder unterhalten Sie sich über erfreuliche Themen. Wichtig ist auch, sich selbst verzeihen zu können und Nachsicht zu üben, wenn es schon die anderen nicht tun.

Für »zu Hause«

Beantworten Sie sich selbst folgende Fragen:

- Welche Situation hat zu diesen Stressreaktionen geführt?
- Was waren meine Gedanken währenddessen?
- Wie fiel meine Bewertung in dem Moment aus?
- Wie hätte ich es anders bewerten können?
- Was wäre eine gesündere Reaktion gewesen?

Kurz und knapp

Das sollten Sie tun:

- ▷ Versuchen Sie, Stress auslösende Gedanken und Selbstgespräche frühzeitig zu erkennen, zu bewerten und zu unterbrechen.
- ▷ Fassen Sie einen Entschluss, treffen Sie eine Entscheidung.
- ▷ Setzen Sie sich mit der wahrgenommenen Situation auseinander.
- ▷ Finden Sie eine Lösung.
- ▷ Rufen Sie bewusst angenehme Gedanken und Gefühle hervor.
- ▷ Suchen Sie gezielt Gelassenheit und Entspannung.
- ▷ Erleben Sie, dass Sie auch freudig gespannt statt ängstlich angespannt sein können.

VI Medikamentöse Therapie: Wenn der Körper Unterstützung braucht

Lebensverlängernde Therapien

Seit über 20 Jahren beschäftigen sich hunderte von Biotechnologiefirmen mit Alterung und Lebensdauer. Viele Milliarden Dollar wurden von der Anti-Aging-Brache insbesondere in Kalifornien eingesammelt. Bis heute ist kein einziges Produkt auf den Markt gebracht worden, das in einer Studie am Menschen eine Lebensverlängerung zeigen kann. Nicht zuletzt, weil es überaus schwierig sein dürfte, dies mit einem angemessenen Studiendesign zu beweisen.

Abgesehen davon gibt es einige Medikamente zur Lebensverlängerung, die mit vielversprechendem Ansatz in der Forschung untersucht werden. Einige dieser Präparate und Therapien zielen darauf ab, die Alterungsprozesse auf zellulärer Ebene zu verlangsamen oder zu modifizieren, andere bekämpfen die einschlägigen altersbedingten Gebrechen.

Da ist zum Beispiel **Metformin**. Ursprünglich zur Behandlung von Typ-2-Diabetes eingesetzt, zeigen Studien, dass der Wirkstoff möglicherweise auch das Risiko für altersbedingte Erkrankungen senken und die Lebensspanne verlängern kann. Metformin ist ein altbekanntes und bewährtes Diabetesmedikament. Es hat eine blutzuckersenkende Wirkung, kann aber auch von Menschen ohne Diabetes eingenommen werden. Es kommt dabei zu keiner bedrohlichen Senkung des Blutzuckers. Die häufigsten Nebenwirkungen sind Magen-Darm-Beschwerden und Durchfall. Eine Lebensverlängerung ist bei Menschen ohne Diabetes bisher nicht ausreichend erwiesen. Die

TAME-Studie (Treating Aging with Metformin) soll zeigen, ob mit Metformin typische Alterserkrankungen verhindert werden können. Man erwartet Ergebnisse in den nächsten Jahren.

Rapamycin wird häufig in der Organtransplantation eingesetzt, hat aber in Tierversuchen auch gezeigt, dass es das Leben verlängern kann, indem es den mTOR-Signalweg hemmt, der mit dem Altern in Verbindung steht. Bei Rapamycin handelt es sich um ein Antimykotikum, also ein Pilzmittel, das insbesondere in der Transplantationsmedizin zum Einsatz kommt, um Abstoßungsreaktionen zu vermeiden. Das Präparat hat einen starken Einfluss auf das Immunsystem und ist als lebensverlängernde Substanz nicht ohne weiteres zu empfehlen. Es gibt hierzu keine Daten aus Studien am Menschen. Rapamycin blockiert eine wichtige Proteinkinase, ein Enzym, welches das Zellwachstum kontrolliert. Sein Entdecker Michael Hall gab ihm den Namen TOR (Target of Rapamycin) – Angriffsziel für Rapamycin. Letzlich ist der Wirkstoff noch nicht ausreichend am Menschen untersucht.

Derzeit werden auch Nahrungsergänzungsmittel, die NAD+-Vorläufer wie **Nicotinamid-Ribosid** enthalten, hinsichtlich ihrer Fähigkeit untersucht, die Zellalterung zu verlangsamen. Nicotinamid ist ein Molekül, das eine zentrale Rolle im Energiestoffwechsel und in der Zellreparatur spielt. Man geht davon aus, dass mit der Einnahme dieses starken Antioxidans ein Mangel mit zunehmendem Alter ausgeglichen werden kann, was zur Lebensverlängerung beiträgt. Dazu liegen aber bisher keine Studiendaten am Menschen vor.

Senolytika zielen darauf ab, seneszente, also alte Zellen, die nicht mehr richtig funktionieren, zu beseitigen. Die Ansammlung solcher Zellen ist mit Alterung und altersbedingten Krankheiten verbunden.

Sirtuine sind an der Regulierung des Alters und der Lebensdauer beteiligt. Substanzen, die diese Enzyme aktivieren, wie Resveratrol, ein Bestandteil von Rotwein (siehe S. 124), werden auf ihre potenziellen Anti-Aging-Effekte untersucht.

In bestimmten Fällen können Hormone wie Testosteron oder Östrogen helfen, altersbedingte Beschwerden im Körper zu mildern.

Diese Hormonersatztherapien sollten jedoch individuell und unter ärztlicher Aufsicht erfolgen. Eine Lebensverlängerung ist bisher nicht bewiesen.

Schließlich ahmen Fasting-Mimetika die Effekte des Fastens nach und können positive Auswirkungen auf die Gesundheit und Lebensspanne haben. Dazu gehören auch bestimmte Substanzen zur Kalorienrestriktion.

Es ist wichtig zu betonen, dass sich viele dieser Ansätze noch in der Forschung befinden. Die langfristigen Auswirkungen und Sicherheitsprofile müssen gründlicher untersucht werden. Zweifellos besteht die größte Hürde jedoch darin, dass es kein Studiendesign gibt, das die Frage nach der Langlebigkeit schnell und einfach beantworten kann: Wann soll die Untersuchung einer Substanz beginnen, mit 60 Jahren oder erst mit 70? Wie lang soll die Studie dauern? Was soll man dann mit 50 tun?

Medikamente für eine bessere Durchblutung

Im Gegensatz zu den Anti-Aging-Substanzen haben die modernen Herz-Kreislauf-Medikamente in vielen großen Studien gezeigt, dass sie die Morbidität und Mortalität bei Millionen von Menschen signifikant senken können und so lebensverlängernd wirken.

Den stärksten medikamentösen Einfluss auf die Durchblutung haben die verschiedenen Blutdrucksenker. Die alte Vorstellung, dass hoher Blutdruck die Durchblutung fördert, ist leider falsch und längst durch gute Studien widerlegt. Daher gilt auch schon lange nicht mehr die Faustregel »100 plus Alter« als Normalwert für den systolischen Blutdruck. Die Durchblutung wird gefördert, wenn sich die Gefäße entspannen durch eine Senkung des Drucks in den Arterien. So kann die Gefäßelastizität sogar wieder verbessert werden.

Seit den 1970er-Jahren ist in großen Studien gezeigt worden, dass die medikamentöse Senkung erhöhter Blutdruckwerte bei Millionen Hypertonikern die Sterblichkeit signifikant reduziert, und mithin lebensverlängernd wirkt. Das gilt für Männer ebenso wie für Frauen und für beide Geschlechter bis ins hohe Alter. So hat die HYVET-Studie (Hypertension in Very Elderly Trial) bei Probanden im Alter zwischen 80 und über 100 Jahren mit erhöhtem Blutdruck eindrucksvoll gezeigt, dass eine blutdrucksenkende Therapie die Sterblichkeit um 21 Prozent vermindern kann, die tödlichen Schlaganfälle um 39 Prozent und die Herzinsuffizienz sogar um 64 Prozent! Es wird schwer sein für die Anti-Aging-Industrie, solche Erfolge im hohen Alter mit neuen Medikamenten zu erreichen.

Wenn bereits Schäden am Herzen und den Gefäßen durch einen Bluthochdruck vorhanden sind, ist eine medikamentöse Behandlung unbedingt notwendig. Nicht alle Medikamente wirken bei allen Hypertonikern in gleichem Maße blutdrucksenkend, und die Wirkung lässt sich im Einzelnen nicht immer voraussehen. Es ist daher unvermeidlich, dass gelegentlich mehrere verschiedene Medikamente ausprobiert werden, um eine befriedigende und verträgliche Blutdrucksenkung zu erzielen. Hierbei sollten sich Arzt und Patient aber Zeit lassen. Nur in wenigen Fällen ist eine sofortige starke Blutdrucksenkung erforderlich; in der überwiegenden Mehrzahl kann man sich Zeit nehmen, das heißt, eine Änderung der Therapie sollte nicht zu schnell erfolgen. Die maximale Wirkung der meisten Blutdruck-Medikamente stellt sich ohnehin erst nach drei bis vier Wochen ein. Es ist heute üblich, zunächst mit nur geringen Mengen eines Medikaments zu beginnen, um dann allmählich bei unzureichendem Ansprechen des Blutdrucks die Dosis zu steigern – auch das braucht seine Zeit.

Sehr gut geeignet sind die modernen Fix-Kombinationen von zwei oder drei verschiedenen Blutdrucksenkern in jeweils anderen Dosierungen, um mit einer geringeren Dosis der Einzelsubstanzen – und damit weniger Nebenwirkungen – durch ihre synergistischen Effekte eine bessere Blutdrucksenkung zu erzielen.

Übrigens
Eine medikamentöse Hypertonie-Behandlung ist in vielen Fällen unumgänglich. Sie sollte aber immer von nichtmedikamentösen Maßnahmen begleitet werden. Dadurch kann die Dosis der benötigten Medikamente und damit das Ausmaß der medikamentösen Nebenwirkungen verringert werden. Es steht heute eine Vielzahl gut wirksamer blutdrucksenkender und nebenwirkungsarmer Medikamente zur Verfügung.

Kalziumantagonisten (Substanzen mit der Endung »-dipin«)

Der deutsche Pharmakologe und Physiologe Albrecht Fleckenstein aus Freiburg entdeckte 1967 die sogenannten Kalziumantagonisten. Leider ist ihr Name nicht sehr glücklich gewählt, da ihre Wirkweise damit nicht korrekt beschrieben wird. Pharmakologisch korrekt wäre stattdessen »Kalziumkanalblocker«. Die Kalziumantagonisten hemmen die Aufnahme von Kalzium in die Gefäßmuskelzelle. Diese erfolgt über sogenannte Kalziumkanäle, die sich in jeder Zellmembran befinden. Unsere Gefäße haben tatsächlich eine eigene Muskulatur, die bei entsprechender Aktivierung dazu führt, dass sie sich verengen beziehungsweise zusammenziehen können. Hierfür ist Kalzium in den Zellen notwendig. Die Hemmung des Einstroms von Kalzium in die Zelle führt zu einer Entspannung und Erweiterung der Gefäße. Ansonsten greifen die Kalziumantagonisten nicht in den Kalziumstoffwechsel ein, insbesondere wird der Kalziumgehalt der Knochen nicht berührt.

Es gibt drei unterschiedliche Gruppen von Kalziumantagonisten, die sich insbesondere bei ihrer Wirkung auf die Herzfrequenz unterscheiden: Verapamil und Diltiazem wirken ähnlich wie die Betablocker senkend sowohl auf den Blutdruck als auch auf die Herzfrequenz. Die anderen Substanzen wie Amlodipin oder Lercanidipin verändern die Herzfrequenz nicht. Diese Medikamente greifen in den Kalziumaustausch an den Gefäßen ein und führen somit zu einer Erweiterung der Arterien sowie zur Blutdrucksenkung. Kalziumantagonisten mit der Endung -dipin wie Amlodipin oder Lercanidipin senken den aortalen Blutdruck am besten und sind besonders geeignet im Alter bei systolischer Hypertonie und für kleine Frauen mit arterieller Gefäßsteifigkeit.

ACE-Hemmer (Substanzen mit der Endung »-pril«)

Das Wirkprinzip der ACE-Hemmer beruht auf der Beobachtung der Wirkung des Gifts der brasilianischen Jararaca-Lanzenotter. Ihr Biss führt bei den Opfern zu einem starken Abfall des Blutdrucks. Die Analysen ergaben, dass es sich bei der im Gift enthaltenen Wirksubstanz um einen Eiweißstoff handelt, der ein wichtiges Enzym im menschlichen Körper hemmt: ACE steht für Angiotensin-Converting-Enzyme, also das Enzym, das für die Bildung des Hormons Angiotensin verantwortlich ist – einer stark blutdrucksteigernden Substanz. Angiotensin könnte man als »Gefäßspanner« bezeichnen. Es verengt die Blutgefäße und führt so zu einer Anspannung des Gefäßsystems mit einem Anstieg des Blutdrucks: Hypertonie bezeichnet letztlich immer eine erhöhte Anspannung im Gefäßsystem mit erhöhtem Druck auf die Gefäßwand. ACE-Hemmer verhindern die Bildung von Angiotensin und unterbinden damit dessen gefäßverengende und blutdrucksteigernde Wirkung. Angiotensin verengt aber nicht nur die Gefäße, sondern beeinflusst auch mehrere Organe wie Herz, Nieren und Nebennieren. Es hat dort zahlreiche Wirkungen, die zur Steigerung des Blutdrucks und zur Schädigung der Herz- und Nierenfunktion führen können. Die häufigste Nebenwirkung ist ein trockener Husten.

AT1-Rezeptorblocker (Substanzen mit der Endung »-sartan«)

Die AT1-Rezeptorblocker oder kurz Sartane sind quasi eine Fortentwicklung der ACE-Hemmer. Sie verhindern, dass das Hormon Angiotensin II an seinem Rezeptor andockt. Ein Rezeptor, also die Bindungsstelle an einer Zelle, lässt sich mit einem Schlüsselloch vergleichen, in das der entsprechende Schlüssel passen muss, um zu funktionieren.

Der Schlüssel ist in diesem Bild das Hormon Angiotensin. Wird das Schlüsselloch beziehungsweise der Rezeptor durch ein Medikament blockiert, so spricht man von einem Rezeptorblocker. In diesem Fall wird der Angiotensin-Rezeptor blockiert. Dadurch kann Angiotensin II nicht mehr andocken und seine gefäßverengende Wirkung bleibt aus. Als Folge sinkt der Blutdruck.

Die AT1-Rezeptorblocker blockieren die Bindung von Angiotensin an den Arterien und an der Niere und führen so zur Blutdrucksenkung. Dies wirkt sich ähnlich günstig aus wie der Einsatz von ACE-Hemmern. Sartane sind die ersten Medikamente, die keine substanzspezifischen Nebenwirkungen aufweisen, insbesondere keinen Husten. ACE-Hemmer und Sartane sind auch die bevorzugten Medikamente zum Einsatz bei einer Herzinsuffizienz.

Betablocker (Substanzen mit der Endung »-olol«)

Betablocker heißen ausgeschrieben Beta-Rezeptoren-Blocker, weil sie die sogenannten Beta-Rezeptoren blockieren. Diese sitzen in vielen Organen wie Herz, Niere, Gefäßen und Lunge, selbst in der Blase, wo sie die »Stresshormone« Adrenalin und Noradrenalin binden und so deren Wirkung an die Organe vermitteln. Dazu gehören eine Erhöhung des Pulses, ein Anstieg des Blutdrucks und viele andere. Betablocker blockieren die Bindung der Stresshormone Noradrenalin und Adrenalin an den Beta-Rezeptoren der Arterien, am Herzen und an anderen Organen. Sie führen so zur Blutdrucksenkung, Herabsetzung der Herzfrequenz und Verminderung der Herzarbeit, insbesondere unter Belastung und Stress.

Problem Betablockade

Die »alten« Betablocker vom Typ Atenolol oder Metoprolol senken zwar den brachialen Blutdruck in der Armarterie, aber nicht den Aortendruck. Sie haben auch ungünstige Stoffwechseleigenschaften, führen zur Gewichtszunahme und ziehen negative vaskuläre Effekte nach sich. Das erklärt die mangelhafte Senkung von Morbidität und Mortalität in der Primärprävention im Vergleich mit anderen antihypertensiven Substanzklassen. Die nationalen und internationalen Leitlinien empfehlen sie daher nicht mehr als Antihypertensiva der ersten Wahl. In Deutschland werden die alten Betablocker leider nach wie vor bei erhöhtem Blutdruck bevorzugt eingesetzt. Hier wäre ein Umdenken im Verordnungsverhalten wünschenswert, um die Erfolge der antihypertensiven Therapie weiter zu steigern.

Nebivolol ist der einzige Betablocker mit Stickoxid-Freisetzung. Aufgrund der daraus resultierenden Gefäßerweiterung schneidet Nebivolol im Vergleich mit den anderen Betablockern am besten ab hinsichtlich der Wirkung auf die Gefäße und den aortalen Blutdruck. Nebivolol hat auch ein günstigeres Nebenwirkungsprofil im Vergleich mit den anderen Betablockern: Es führt nicht zur sexuellen Dysfunktion und verursacht weniger Schlafstörungen. Besonders wichtig ist, dass es zu keiner Gewichtszunahme und Stoffwechselstörung führt.

Diuretika

»Diurese« ist die medizinische Bezeichnung für Harnausscheidung. Entsprechend sind Diuretika Substanzen, die die Harnausscheidung über die Nieren erhöhen. Dort setzen sie auch primär an. Nun ist es aber keineswegs so, dass mit der Einnahme der Diuretika oder »Wassertabletten« ständig mehr Harn ausgeschieden würde. Tatsächlich pegelt sich der Wasserhaushalt auf einem neuen, niedrigeren Stand ein, auch wenn der Harndrang direkt nach der Einnahme einer Tablette erhöht sein kann. Eine verstärkte Wasserausscheidung tritt insbesondere zu Beginn der Therapie mit Diuretika auf, oder wenn nach einer Pause – Tablette vergessen oder bewusst ausgelassen – erneut mit der Einnahme begonnen wird. Wassertabletten erhöhen die Salz- und Wasserausscheidung über die Nieren. Sie entlasten somit das Gefäßsystem und die Nieren von überschüssigem Salz und Wasser, und senken so den Blutdruck.

Kombinationen

Alle Blutdrucksenker können miteinander kombiniert werden. Wie bereits erwähnt, gibt es heute zur Reduktion der Tablettenzahl auch fixe Kombinationen von zwei oder drei Substanzen in einer Tablette. Diuretika sind die besten Kombinationspartner für alle anderen Substanzen, weil sie deren Wirkung verstärken.

Einnahme

Die Einnahme aller Blutdrucksenker erfolgt in der Regel morgens »auf der Bettkante« mit dem Aufstehen, damit die Wirkung möglichst rasch einsetzt. Eine abendliche Einnahme sollte nur erfolgen, wenn der Blutdruck im Schlaf nicht absinkt. Das muss mittels ambulanter Langzeitmessung über 24 Stunden ermittelt werden. Bei normaler Nachtabsenkung des Blutdrucks kann eine abendliche Einnahme von Blutdrucksenkern zu nächtlichen Durchblutungsstörungen von Gehirn und Herz führen, wenn der Blutdruck im Schlaf zu stark gesenkt wird.

Wichtig
Man kann es nicht oft genug sagen: Der selbstgemessene Blutdruck in der Nacht im wachen Zustand repräsentiert nicht den Blutdruck zuvor während des Schlafes. Es kann sogar sein, dass bei sehr niedrigem Blutdruck im Schlaf eine »Alarm- und Weckreaktion« vom Kreislaufzentrum ausgeht, um den Blutdruck mit dem Aufwachen wieder ansteigen zu lassen, und die Durchblutung des Gehirns zu verbessern.

Was bringen Lipidsenker und Antidiabetika?

Verschiedene Medikamente zur Senkung erhöhter Fett- und Zuckerwerte bei entsprechenden Stoffwechselstörungen oder Übergewicht sind sehr wirksam zur Reduktion von Herz-Kreislauf-Erkrankungen. Anders als Blutdrucksenker haben diese meist keinen direkten Einfluss auf die Gefäße und die Durchblutung. Sie können aber sehr gut die Entstehung einer Arteriosklerose oder deren Zunahme verhindern und somit die Herz-Kreislauf-Sterblichkeit senken.

Die größte Erfahrung zur Senkung von erhöhtem LDL-Cholesterin gibt es mit den Statinen wie Rosuvastain oder Atorvastatin. Sie werden sehr gut vertragen und können das LDL-Cholesterin deutlich senken. Wenn die Substanzen beispielsweise wegen Muskelbeschwerden nicht vertragen werden, stehen Bempedoinsäure oder Ezetimib als Alternativen bereit: Ersteres hemmt ähnlich wie die Statine die LDL-Synthese in der Leber, Letzteres hemmt dagegen die Aufnahme von Cholesterin aus dem Darm und darf auch mit Statinen kombiniert werden.

Wenn die oben genannten Substanzen nicht ausreichend wirken und bereits eine schwere Arteriosklerose oder andere Herz-Kreislauf-Erkrankungen vorliegen, können die sogenannten PCSK9-Hemmer mit Wirkstoff Evolocumab eingesetzt werden. Sie hemmen ein

Enzym, das die Bildung von Rezeptoren für LDL vermindert. Diese Stoffe können als einzige Lipidsenker bisher auch das Lipoprotein (a) senken.

Die Entwicklung neuer Diabetes-Medikamente hat in den letzten 20 Jahren große Fortschritte gemacht. Eine Vielzahl gut wirksamer und nebenwirkungsarmer Substanzen steht zur Verfügung. Neuere Substanzen senken nicht nur den Blutzucker, sondern auch das Körpergewicht, weil unter anderem das Sättigungsgefühl beeinflusst wird. Beispielhaft hierfür steht das Medikament Semaglutid, welches mit diesen positiven Eigenschaften das Auftreten von Herz-Kreislauf-Erkrankungen verhindern kann.

Mit Aspirin gegen Thrombosen und Embolien

Acetylsalicylsäure (ASS), der Wirkstoff in handelsüblichem Aspirin, ist nicht nur ein bewährtes und effektives Schmerzmittel, sondern hemmt auch die Verklebung der Thrombozyten, also der Blutplättchen, und beeinflusst damit die Blutgerinnung. So wird die Bildung von Blutgerinnseln in den Gefäßen vermindert und das Risiko für Thrombosen sowie Embolien gesenkt. Der Einsatz von ASS ist besonders sinnvoll nach einem Herzinfarkt oder anderen schweren Herz-Kreislauf-Erkrankungen. Dabei wirkt das Mittel bereits in niedriger Dosierung. Werden beispielsweise im Ultraschall Plaques in der Halsschlagader nachgewiesen, kann die Einnahme die Bildung von Gerinnseln auf diesen Plaques verhindern und die Gefahr einer Embolie ins Gehirn senken. Neben ASS gibt es weitere Medikamente zur Hemmung der Blutgerinnung. Diese werden bei verschiedenen Gefäßerkrankungen differenziert eingesetzt, um das Risiko von Herz-Kreislauferkrankungen zu vermindern.

VII Diagnosemethoden: Wie wir unsere Gefäße im Blick behalten

Moderne Untersuchungsverfahren

Das einzige Fenster im Körper, um kleine Gefäße direkt zu beurteilen, ist das Auge mit der Netzhaut am Augenhintergrund. Mit dem Augenspiegel können hier die Arterien und Venen »live« untersucht werden. Moderne digitale Verfahren ermöglichen eine exakte Vermessung der Gefäße und eine Beurteilung derselben im weiteren Verlauf, zum Beispiel, um einen Behandlungserfolg zu dokumentieren. Als *Fundus hypertonicus* bezeichnet man die Veränderungen der Gefäße infolge eines erhöhten Blutdrucks. Die Gefäßdiagnostik ist auch ohne Strahlenbelastung und Katheter »nicht invasiv« und einfach möglich mittels der beiden Verfahren Ultraschall und Pulswellenanalyse.

Frühzeitige Erkennung durch Ultraschall

Durch Ultraschall können die Gefäße auf einfache Weise dargestellt und vermessen werden. An den Halsschlagadern lassen sich Ablagerungen, die Plaques, in der Gefäßwand erfassen und ausmessen (siehe Abbildungen 11 und 12). Im Bauchraum kann der Durchmesser der Hauptschlagader vermessen und so frühzeitig ein Aneurysma erkannt werden.

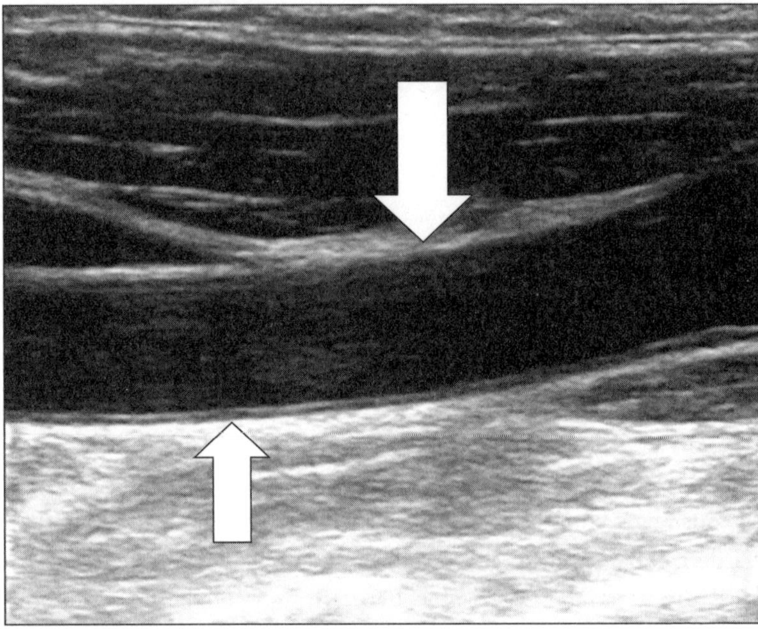

Abb. 11: Ultraschallbild einer normalen Halsschlagader ohne Ablagerungen mit glatter Gefäßwand. Quelle: Originalausdruck, MM.

Pulswellenanalyse – inzwischen unverzichtbar!

Die Pulswelle kann man vergleichen mit den Wasserwellen, die sich ausbreiten, wenn ein Stein ins Wasser geworfen wird: Der Impuls führt zur Ausbreitung der Wellen, nicht aber des Wassers selbst. Das Wasser selbst fließt sehr viel langsamer. Ähnlich verhält es sich, wenn der Druckimpuls aus dem Herzen in der Austreibungsphase des Blutes, der Systole, als Druckwelle über die Arterienwand der Brustaorta und der anschließenden Gefäße fortgeleitet wird. Wie das Wasser fließt das Blut selbst sehr viel langsamer. Die Brustaorta ist keine starre Röhre, sondern sehr elastisch. Sie nimmt den Druck aus dem Herzen auf, speichert ihn kurz, bremst die Geschwindigkeit der Druckwelle somit ein und leitet den Druck etwas verzögert, aber er-

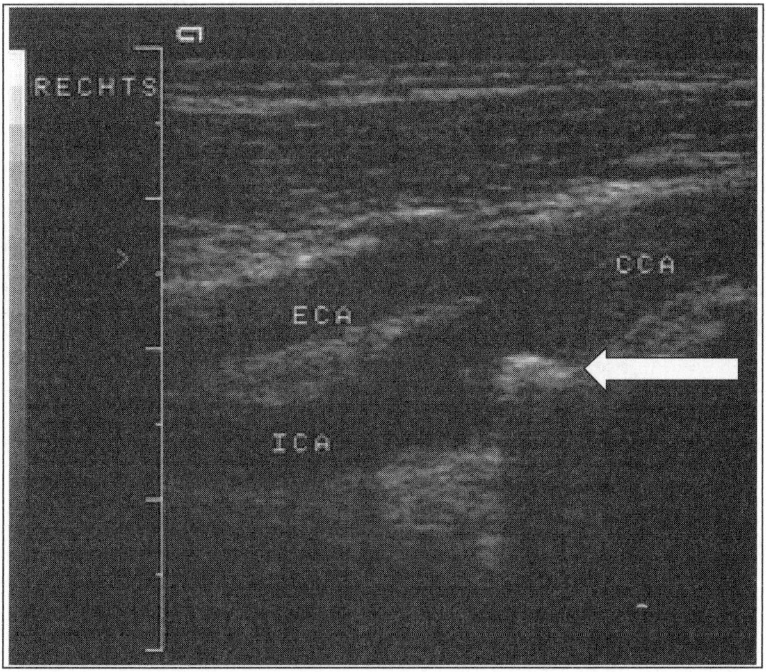

Abb. 12: Ultraschallbild einer Halsschlagader mit einer deutlichen verkalkten Ablagerung im Bereich der Aufzweigung der *Arteria carotis communis* (CCA) in die *Arteria carotis interna* (ICA), die in das Gehirn führt, und in die *Arteria carotis externa* (ECA), die den Kopf versorgt. Quelle: Originalausdruck, MM.

höht – man sagt »amplifiziert« – fort in die angeschlossenen arteriellen Gefäße im gesamten Körper. Die Pulswellengeschwindigkeit ist bei elastischen Gefäßen dementsprechend niedrig und steigt mit zunehmender Steifigkeit an.

Wenn die Aorta mit zunehmendem Alter ihre Elastizität verliert, erhärtet sie tatsächlich zu einer steifen und starren Röhre, die die Druckwelle nicht mehr abfedern kann, sondern ungedämpft fortleitet. Die Druckwelle wird im weiteren Verlauf der Bauchaorta von der steifen Gefäßwand reflektiert und läuft zurück zum Herzen. Die Reflektion am Abgang der Beckenarterien aus der Bauchaorta hat der Münchner Physiologe Otto Frank vor 100 Jahren erstmalig beschrieben.

Die Pulswellenanalyse ist die einfachste Methode, die uns heute zur nichtinvasiven Untersuchung der Gefäßfunktion, das heißt ohne Katheter, zur Verfügung steht. Eine Aufzeichnung und Analyse der Pulswelle mit den modernen Systemen erlaubt Rückschlüsse auf die Druckverhältnisse im Bereich der Brustaorta und auf die Elastizität der Arterien.

Es können klinisch wichtige Parameter wie die Pulswellengeschwindigkeit abgeleitet werden, die in direktem Zusammenhang zur Gefäßelastizität stehen. Inzwischen liegen Normalwerte für die Pulswellengeschwindigkeit aus großen Studien vor. Demnach ist von einer Gefäßsteifigkeit ab einer Geschwindigkeit von circa zehn Metern pro Sekunde auszugehen. Der aus der PWA errechnete zentrale

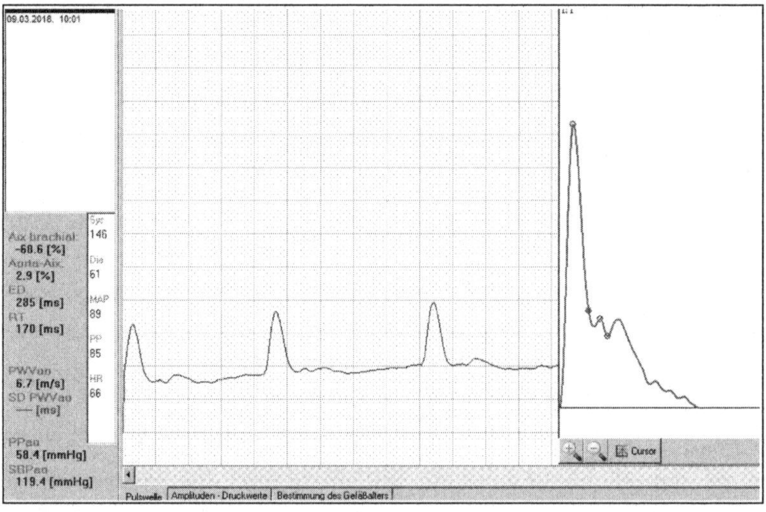

Abb. 13: Originalableitung einer normalen Pulswelle bei einem 23-jährigen Mann mit gutartiger juveniler ISH. Der systolische Blutdruck in der Armarterie ist mit 146 mmHg erhöht bei normalen beziehungsweise niedrigen diastolischen Blutdruck mit 61 mmHg. Der errechnete systolische aortale Blutdruck ist mit 119 mmHg normal. Die Konfiguration der Druckkurve und die Pulswellengeschwindigkeit sind mit 6,7 Metern pro Sekunde ebenfalls normal. Es besteht keine Indikation für eine Behandlung. Quelle: Originalausdruck mit dem Arteriographen, MM.

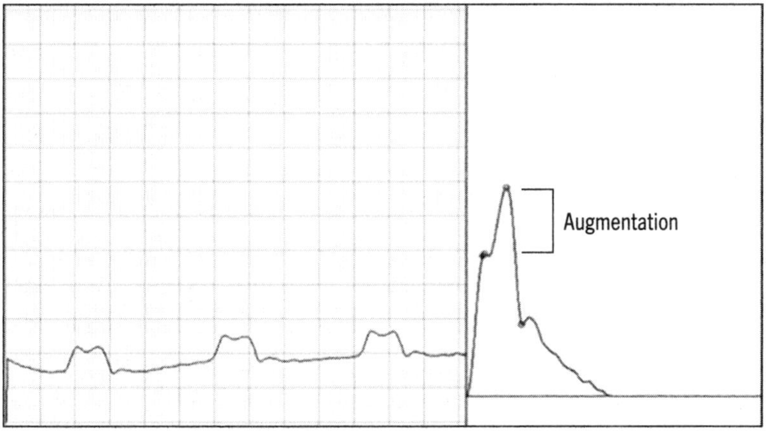

Abb. 14: Originalableitung einer abnormen Pulswelle mit einer Augmentation (zweiter Gipfel) des systolischen Blutdruckes bei einer 73-jährigen Frau mit arterieller Gefäßsteifigkeit. In diesem Fall ist der systolische Blutdruck in der Armarterie mit 139 mmHg noch normal, und der aortale Blutdruck mit 145 mmHg erhöht. Quelle: Originalausdruck mit dem Arteriographen, MM.

oder aortale Blutdruck gilt als wichtige Zielgröße beispielsweise der Blutdrucktherapie, und ist mit dem Risiko für Herz-Kreislauf-Erkrankungen stärker assoziiert als der Druck in der Armarterie, über die die übliche Blutdruckmessung erfolgt. In jüngeren Jahren und bei gesunden Gefäßen wird der aortale Druck durch die konventionelle Oberarmmessung überschätzt. Im Alter und bei steifen Gefäßen verhält es sich umgekehrt.

Mit zunehmendem Alter und der Häufung von Risikofaktoren wie Hypertonie, Diabetes, Fettstoffwechselstörungen und Nikotinkonsum versteifen die Gefäße und deren Elastizität nimmt ab. Die Zunahme der Gefäßsteifigkeit beeinflusst ganz wesentlich die Herz-Kreislauf-Funktion und hat daher wichtige prognostische Bedeutung und therapeutische Konsequenzen.

Die Pulswellenanalyse ist somit nicht nur sinnvoll, sondern unabdingbar, um beispielsweise die juvenile ISH zu erkennen und die jungen Menschen vor einer unnötigen Therapie zu bewahren (siehe Abbildung 13). Ebenso ist sie für die Demaskierung einer maskierten aortalen Hypertonie unabdingbar, um eine Therapie einzuleiten. Dies betrifft insbesondere ältere Menschen mit systolischer Hypertonie (siehe Abbildung 14).

Die Pulswellenanalyse zur Bestimmung der Pulswellengeschwindigkeit als Marker für die Gefässelastizität bietet viele interessante Ansätze. Während genuine Medizingeräte in Klinik und Praxis in der Regel streng validierte wissenschaftliche Standards erfüllen, können die Validierungsgrade von Wearables wie Fitness-Armbändern oder Fingerringen variieren. Letztere eignen sich daher insbesondere für das Self-Tracking und die Erfassung von Trends, genügen jedoch nicht den Ansprüchen an eine valide medizinische Diagnostik und Therapiesteuerung. Es ist wichtig zu beachten, dass eine einzelne Messung der Pulswellengeschwindigkeit ohne die Berücksichtigung der aktuellen Herzfrequenz und des Blutdruckes nicht ausreicht, um eine umfassende Aussage über das Gefäßalter zu treffen. Dennoch kann die regelmäßige Anwendung der Methode, besonders mit validierten Medizingeräten, wertvolle Trendinformationen zur Gesundheitsüberwachung liefern.

Die elf wichtigsten Ratschläge

- Setzen Sie sich realistische Ziele hinsichtlich der HAB-Formel, Gewicht, Sport und Ernährung.
- Aktivieren Sie mindestens einmal täglich den Kreislauf durch eine freiwillige körperliche Anstrengung.
- Bringen Sie so viel Bewegungsaktivität wie möglich im Alltag unter, um die Gefäße elastisch zu erhalten.
- Machen Sie ein regelmäßiges Ausdauertraining zur Senkung von Herzfrequenz und Blutdruck.
- Üben Sie mehrmals täglich die Tiefenatmung, insbesondere in Stresssituationen: erstmal tief durchatmen und Luft ablassen.
- Vermeiden Sie Junkfood, hoch verarbeitete Lebensmittel, Fruc-

tose und Salz, nehmen Sie stattdessen mehr Kalium zu sich.

- Achten Sie auf Diversität in der Ernährung, also konsumieren Sie möglichst viele Komponenten der »Mittelmeerkost« und eine breite Auswahl an frischen Lebensmitteln – mit Genuss.
- Praktizieren Sie Intervallfasten, um überschüssige Pfunde loszuwerden oder ein gesundes Gewicht zu halten.
- Lernen Sie gesunde Strategien der Stressbewältigung mit kognitiver Umstrukturierung und setzen Sie diese im Alltag ein, um sich nicht von Stress überwältigen zu lassen.
- Hören Sie unbedingt mit dem Rauchen auf – das ist vielleicht der wichtigste Ratschlag von allen – und meiden Sie danach am besten auch Passivrauchen.
- Schrecken Sie nicht davor zurück, Risikofaktoren nach ärztlicher Absprache konsequent medikamentös zu behandeln.

Zum guten Schluss

Ist ewiges Leben wirklich erstrebenswert? Emilia, die Tochter des griechischen Arztes Makropoulos wollte nach 300 Jahren nichts mehr davon wissen. Die deutsche Band Alphaville war im Refrain ihres erfolgreichen Songs *Forever Young* aus dem Jahre 1984 nicht so eindeutig: »Forever young, I want to be forever young. Do you really want to live forever, forever, and ever?« Aber alt werden und dabei möglichst jung bleiben, ist sicher für die meisten Leserinnen und Leser erstrebenswert – und heute auch möglich. Den Weg dahin wollte ich mit diesem Buch aufzeigen. Gutes Altern ist auch eine Sache der Einstellung zum Leben und zum Sterben. Ich halte es mit dem dänischen Philosoph Sören Kierkegaard: »Der Spaß eines Menschen, Leben um einige Jahre zu verlängern, ist nur Spaß, der Ernst ist: selig zu sterben«.

Nachtrag: Der Wille macht's

Das linke Foto in Abbildung 15 zeigt mich mit fünf Jahren im »Selbstfahrer« mit meinem Schwager Dieter, der mit zwei Jahren an Kinderlähmung erkrankte. Die Behinderung mit Lähmung der Beine, Rücken- und Bauchmuskulatur hat ihn lebenslang nicht vom Fitness-Programm mit dem Oberkörper abgehalten – optimales Training für sein Herz und seinen Kreislauf. Er hat nie geraucht und ist schlank und fit geblieben bis ins Alter mit heute 88 Jahren. Das rechte Foto in Abbildung 15 zeigt ihn mit seinem Sportgerät, dem Tourenbike, im Alter von 83 Jahren. Damit ist er insgesamt 150 000 Kilometer gefahren. Außerdem war er Dritter im Tischtennis bei den Deutschen Meisterschaften im Behindertensport und qualifizierte sich sogar für die Weltmeisterschaften in Australien.

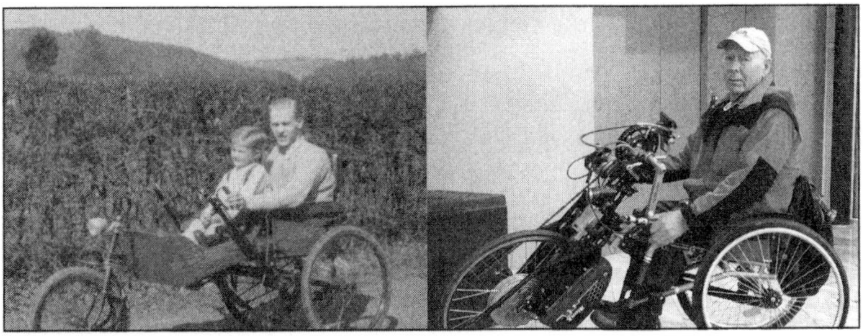

Abb. 15: Links mein Schwager mit mir im sogenannten Selbstfahrer im Jahr 1953, rechts er mit 83 Jahren im Tourenbike.

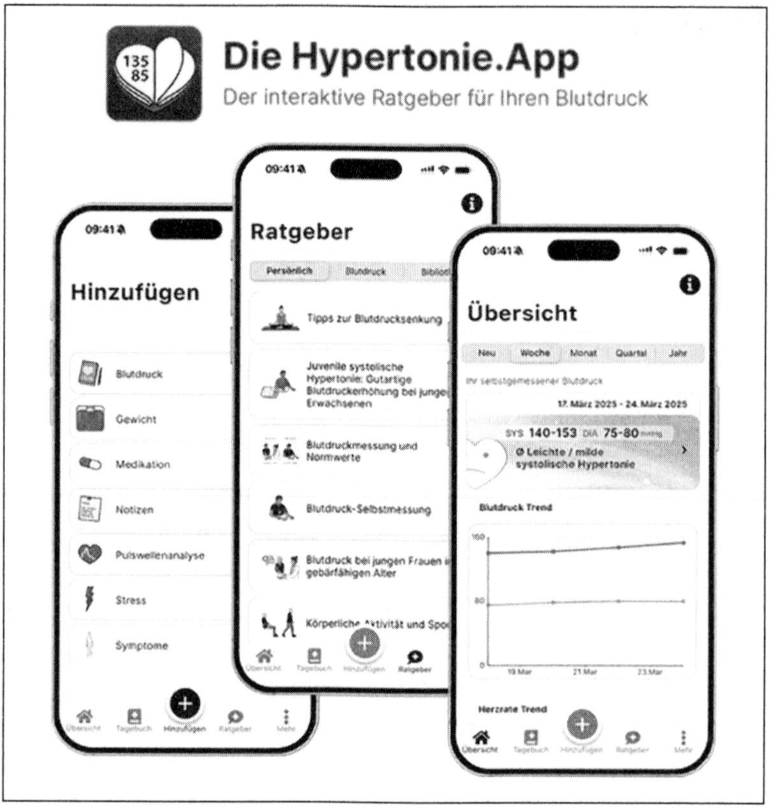

Abb. 16: Die Hypertonie.App, entwickelt von Martin Middeke und Olen Johannsen, ermöglicht die einfache und strukturierte Dokumentation von Blutdruck, Herzfrequenz und weiterer Gesundheitsdaten. Sie bietet eine individuelle Auswertung der Daten und die Darstellung von Trends. Die Hypertonie.App erinnert beispielsweise an Messungen oder die regelmäßige Einnahme von Medikamenten. Eine besondere Funktion ist die geführte Tiefenatmung zur raschen Blutdrucksenkung und Stressreduktion.

Die App steht im Appstore oder Playstore zur Verfügung. Über AppleHealth können die selbst gemessenen Werte automatisch in die App überführt werden.

Danksagung

Mein besonderer Dank gilt Dr. Wolfgang Ferchl, München, für die fruchtbare publizistische Zusammenarbeit und Unterstützung.

Philipp Müller danke ich für das mit scharfem Auge durchgeführte, sorgfältige Lektorat.

Danken möchte ich auch den vielen Patientinnen und Patienten, die mir über all die Jahre ihr Vertrauen geschenkt haben. Meine Erfahrungen mit ihnen und meine wissenschaftlichen Erkenntnisse wollte ich mit diesem Buch teilen.

Literatur

ACCORD Study Group. »Effects of intensive blood-pressure control in type 2 diabetes mellitus«. *New England Journal of Medicine* 2010; 362(17): 1575–85.

Atasoy S, Middeke M, Johar H et al. »Risk factor burden and 25-year cardiovascular disease mortality risk of isolated systolic hypertension in young adults: findings from the prospective MONICA/KORA study«. *Journal of Human Hypertension* 2021; 36: 1059–65.

Avolio AP, Clyde KM, Beard TC et al. »Improved arterial distensibility in normotensive subjects on a low salt diet«. *Arteriosclerosis* 1986; 6: 166–69.

Brandts L, van den Brandt Piet A. »Body size, non-occupational physical activity and the chance of reaching longevity in men and women: findings from the Netherlands Cohort Study«. *Journal of Epidemiology and Community Health* 2019; 0:1–11.

Celentano A, Palmieri V, Arezzi E. »Gender differences in left ventricular chamber and mid wall systolic function ion normotensive and hypertensive adults«. *Journal of Human Hypertension* 2003; 21(7): 1415–23.

Darvish S, Murray KO, Ludwig KR et al. »Preservation of Vascular Endothelial Function in Late-Onset Postmenopausal Women«. *Circulation Research* 2025.

Frank O. »Der Puls in den Arterien«. *Zeitschrift für Biologie* 1904; 46: 441–53.

Frank O. »Die Elastizität der Blutgefäße«. *Zeitschrift für Biologie* 1920; 71: 255–72.

Geleinjnse JM, Hofman A, Witteman JC et al. »Long-term effects of neonatal sodium restriction on blood pressure«. *Hypertension* 1997; 29: 913-17.

Gross M, Kinader H, Klußmann R, Middeke M. »Antihypertensive Behandlung mit respiratorischem Feedback«. *Münchener Medizinische Wochenschrift* 1989; 131: 270–72.

Harvey W. *Exercitatio anatomica de motu cordis et sanguinis in animalibus: Über die Bewegung des Herzens und des Blutes bei Lebewesen.* Frankfurt 1628.

Jennings A, Thompson AS, Tresserra-Rimbau A et al. »Flavonoid-Rich Foods, Dementia Risk, and Interactions With Genetic Risk, Hypertension and Depression«. *JAMA Network Open* 2024; 7(9): e2434136.

Jensen MT. »Resting heart rate and relation to diseases and longevity: past, present and future«. *Scandinavian Journal of Clinical and Laboratory Investigation* 2019; 79 (1–2): 108–116.

Ji H, Kim A, Ebinger J et al. »Sex Differences in Blood Pressure Trajectories Over the Life Course«. *JAMA Cardiology* 2020; 5(3): 255–62.

Jouven X, Empana JP, Schwartz PJ et al. »Heart-rate profile during exercise as a predictor of sudden death«. *New England Journal of Medicine* 2005; 352: 1951–58.

Khurshid S. et al. »Accelerometer-Derived ›Weekend Warriors‹ Physical Activity and Incident Cardiovascular Disease«. *JAMA Cardiology* 2023; 330(3): 247–57.

Kurisu S, Inoue I, Kawagoe T et al. Presentation of Tako-tsubo Cardiomyopathie in Men and Women. *Clinical Cardiology* 2010; 33(1): 42–45.

Lane MM, Gamage E, Du S et al. »Ultra-processed food exposure and adverse health outcomes: umbrella review of epidemiological meta-analysis«. *BMJ* 2024; 384: e077310.

Levine HJ. »Rest Heart Rate and Life Expectancy«. *Journal of the American College of Cardiology* 1997; 30: 1104–6.

McDonald DA. »The relation of pulsatile pressure to flow in arteries«. *Journal of Physiology* 1955; 127: 533–52.

McEniery, CM, Hall YIR, Oasem A et al. »Normal Vascular Aging: Differential Effects on Wave Reflection and Aortic Pulse Wave Velocity«. *Journal of the American College of Cardiology* 2005; 46: 1753–60.

Middeke M. »Die Sache Makropoulos oder der Albtraum vom ewigen Leben«. *Deutsche Medizinische Wochenschrift* 2016; 141: 1850–53.

Middeke M. »Pulswellenanalyse«. *Deutsche Medizinische Wochenschrift* 2017; 142: 1461–65.

Middeke M. »Zentraler aortaler Blutdruck: Bedeutender Parameter für Diagnostik und Therapie«. *Deutsche Medizinische Wochenschrift* 2017; 142: 1430–36.

Middeke M, Nasemann J, Luft FC. »Little Old Ladies' Eye«. *Artery Research* 2019; 25(1–2): 77–80.

Middeke M. »EVA (Early Vascular Aging): Übersetzung in den klinischen Alltag«. *Deutsche Medizinische Wochenschrift* 2019; 144: 329–33.

Middeke M. »Isolierte systolische Hypertonie (ISH): Alt gegen Jung«. *Aktuelle Kardiologie* 2019; 8: 354–61.

Middeke M. »Je größer, umso länger?« *Deutsche Medizinische Wochenschrift* 2021; 146: 1619–23.

Middeke M. »Vaskuläre Ophthalmopathien: eine interdisziplinäre Aufgabe«. *Deutsche Medizinische Wochenschrift* 2021; 146: 865–973.

Middeke M. »Hoher Blutdruck bei Frauen: geschlechtsspezifische Besonderheiten«. *Deutsche Medizinische Wochenschrift* 2023; 148: 547–54.

Mulder EG, Ghossein-Doha C, Cauffman E et al. »Preventing Recurrent Preeclampsia by Tailored Treatment of Nonphysiologic Hemodynamic Adjustment to Pregnancy«. *Hypertension* 2021; 77(6): 2045–53.

Nilsson PM. »Early Vascular Aging (EVA): consequences and prevention«. *Vascular Health and Risk Management* 2008; 4: 547–52.

Nilsson PM, Boutouyrie P, Laurent S. »Vascular aging: a tale of EVA and ADAM in cardiovascular risk assessment and prevention«. *Hypertension* 2009; 54: 3–10.

Rico-Campa A, MA Martinez-Gonzalez, I Alvarez-Alvarez. »Association between consumption of ultra-processed foods and all cause mortality: SUN prospective cohort study«. *BMJ* 2019; 365: 1949.

Sotos-Prieto M, Bhupathiraju SN, Josiemer M et al. »Association of Changes in Diet Quality with Total and Cause-Specific Mortality«. *New England Journal of Medicine* 2017; 377(2): 143–53.

Tita AT, Szychowski JM, Boggess K et al. »Treatment for Mild Chronic Hypertension during Pregnancy«. *New England Journal of Medicine* 2022; 386: 1781–92.

Wild H, Gasevic D, Woods RL et al. »Egg Consumption and Mortality: A Prospective Cohort Study of Australian Community-Dwelling Older Adults«. *Nutrients* 2025; 17(2): 323.

Yusuf S et al. »Interheart study«. *Lancet* 2002; 364: 937.

Zhong GC, Gu HAT, Peng Y et al. »Association of ultra-processed food consumption with cardiovascular mortality in the US population: long-term results from a large prospective multicenter study«. *International Journal of Behavioral Nutrition and Physical Activity* 2021; 18: 21.

Glossar

ABDM: Ambulante Blutdruck-Langzeitmessung über 24 Stunden. Die beste Messmethode zum Nachweis einer manifesten arteriellen Hypertonie und zur Bestimmung des individuellen zirkadianen Rhythmus. Eine Messung im Schlaf ist von besonderer Bedeutung zum Nachweis einer normalen Nachtabsenkung des Blutdruckes beziehungsweise einer Abweichung davon.

Aerobes Training: Beim aeroben Training, beispielsweise Ausdauersport wie Laufen oder Radfahren mit mittlerer Belastung, sind der Sauerstoffverbrauch der Muskulatur und die Sauerstoffzufuhr im Gleichgewicht. Dagegen besteht beim anaeroben Training eine Sauerstoffschuld, und die Energiegewinnung erfolgt durch Abbau von Kohlehydraten.

Amplifikation des Blutdruckes: Der systolische Blutdruck wird durch die elastische Aorta auf dem Weg vom Herzen in die peripheren Arterien erhöht beziehungsweise amplifiziert. Diese gutartige Erhöhung gelingt bei aortaler Gefäßsteifigkeit nicht mehr.

Aorta: Die Aorta oder Hauptschlagader entspringt aus dem Herzen und transportiert das Blut weiter in alle kleineren Arterien und somit in alle Organe. Sie ist keine starre Röhre, sondern sehr elastisch. Hinsichtlich ihrer Funktion nimmt sie den Druck aus dem Herzen auf, dehnt sich und gibt ihn gedämpft und mit gleichmäßiger Strömung des Blutes in das Gefäßsystem weiter. Die nachlassende Elastizität und Versteifung mit zunehmendem Alter führt zur Erhöhung des systolischen Blutdrucks.

Aortaler Blutdruck: Der Blutdruck in der Brustaorta nahe am Herzen kann heute mittels Pulswellenanalyse bestimmt werden. Wegen der Nähe zum Gehirn, zu den Augen und dem Herzen hat der aortale Blutdruck größere Bedeutung als der Blutdruck in den Armen (siehe »Brachialer Blutdruck«).

Apnoe: Unfreiwillige Atemaussetzer im Schlaf gefährden die Sauerstoffversorgung des Gehirns. Dieses sendet einen Impuls als »Weckreaktion«, damit die Atmung wieder einsetzt.

Arteriosklerose: Mit diesem Oberbegriff bezeichnet man die Schädigung der Gefäßwände in den Arterien. Diese kann toxisch bedingt sein durch Rauchen oder mechanisch durch einen erhöhten Blutdruck. Die Ablagerung von Plaques in der Gefäßwand, typischerweise bei Fett- und Zuckerstoffwechselstörungen, wird auch als Atherosklerose bezeichnet.

Atemfrequenz: Ein- und Ausatmung erfolgt automatisch mit einer Frequenz von durchschnittlich acht bis zwölf Mal pro Minute. Bewusstes langsames Atmen mit einer Frequenz von circa sechs Zügen pro Minute ist die effektivste und einfachste Form der Entspannung und Blutdrucksenkung.

Antegrade und retrograde Druckwelle: Die Druckwelle aus dem Herzen breitet sich als vorwärts gerichtete oder antegrade Welle über die Aorta aus und wird zum Teil wieder reflektiert. Die reflektierte oder retrograde Druckwelle kann bei erhöhter Gefäßsteifigkeit zu einer deutlichen Erhöhung des systolischen Blutdrucks führen und das Herz besonders belasten.

Augmentation des Blutdrucks: Hier ist die Erhöhung des systolischen Blutdrucks gemeint durch die reflektierte Druckwelle in der Aorta. Der Augmentationsindex beschreibt diese Erhöhung in Abhängigkeit von der Elastizität beziehungsweise Steifigkeit der Aorta.

Betablocker: Diese Substanzen blockieren die sogenannten Betarezeptoren am Herzen, der Niere sowie den Gefäßen und senken so den Blutdruck und die Herzfrequenz. Es gibt verschiedene Betablocker mit sehr unterschiedlichen Wirkungen und Nebenwirkungen.

Blutdruckamplitude: Der Begriff »Amplitude« bezeichnet die Differenz zwischen systolischem (oberen) und diastolischem (unteren) Blutdruck. Diese ist ein Maß für die arterielle Gefäßsteifigkeit: je höher, umso steifer!

Blutdruckvariabilität: Ein ständig gleicher Blutdruck ist mit dem Leben nicht vereinbar. Daher schwankt er permanent, um den Kreislauf allen körperlichen Erfordernissen jeweils reflektorisch in Sekundenschnelle anzupassen.

Blutspende: Ein Aderlass ist sinnvoll zur Senkung eines erhöhten Blutdrucks, wenn die Fließeigenschaft bei Polyglobulie mit einem erhöhten Hämatokritwert beeinträchtigt ist.

Brachialer Blutdruck: Der Blutdruck in der Armarterie, der *Arteria brachialis*, wird konventionell mit der Manschette am Oberarm gemessen.

Demenz: Die Beeinträchtigung der Kognition und anderer Hirnleistungen tritt mit zunehmender Häufigkeit im Alter bei verschiedenen Demenzformen auf. Alzheimer ist die häufigste Form, aber circa ein Drittel der Patienten sind von der vaskulären Demenz betroffen, die als Folge von Durchblutungsstörungen mit den bekannten Gefäß-Risikofaktoren auftritt.

Diastolischer Blutdruck: Der diastolische oder untere Wert wird in der Ruhe- und Füllungsphase des Herzens gemessen. Zu Beginn der Hochdruckkrankheit in jüngeren Jahren ist er meist erhöht. Als Risikofaktor hat er aber eine geringere Bedeutung als der systolische oder obere Wert.

Ultraschall: Die Ultraschalluntersuchung oder Duplexsonographie zur Darstellung der Gefäße beispielsweise am Hals, und zur Messung der Fließeigenschaften, erlaubt eine sehr gute Beurteilung der Arterien.

Frauenherzen und -gefäße: Die »Architektur« eines Frauenherzens und der arteriellen Gefäße unterscheidet sich von der bei Männern. Das Herz ist etwas kleiner, pumpt aber besser, und die Arterien sind kürzer und enger.

Gebrochenes Herz: Beim Broken-Heart-Syndrom handelt es sich um eine schwerwiegende akute Herzerkrankung, die zu über 90 Prozent Frauen betrifft. Auslöser ist meistens ein Stressereignis. Die Symptomatik äußert sich ähnlich wie bei einem Herzinfarkt.

Gefäßnetz: Die Gesamtlänge aller Blutgefäße von der Brustaorta über die großen und kleinen Arterien, die kleinsten Haargefäße – Kapillaren und Venolen – und die Venen wird auf circa 100 000 Kilometer errechnet. Sorgen wir dafür, dass unser Gefäßnetz nicht so marode wird wie unser Schienennetz mit nur circa 40 000 Kilometer in Deutschland.

Herzfrequenz: Der Puls beträgt im Durchschnitt circa 70 Schläge pro Minute in Ruhe. Diese Ruheherzfrequenz ist ein gutes Maß für die körperliche Fitness: Ein niedriger Puls von beispielsweise 60 Schlägen pro Minute spricht für einen guten Trainingszustand, dauerhaft über 80 ist dagegen zu hoch.

Herzratenvariabilität: Die HRV bezeichnet die Variation zwischen jeweils zwei aufeinanderfolgenden Herzschlägen. Je größer die Variabilität, um so besser ist die Anpassungsfähigkeit des Herzens an Belastungen. Die HRV ist ein guter Stressparameter und kann mit moderner Medizintechnik selbst gemessen werden.

Intervallfasten: Bei der 16-8-Methode, einer beliebten Variante des Intervallfastens, lässt man entweder das Frühstück oder das Abendessen ausfallen und verzichtet so 16 Stunden auf die Nahrungsaufnahme – mit Ausnahme kalorienfreier Getränke.

ISH: Die isolierte systolische Hypertonie ist definiert als erhöhter systolischer Blutdruck mit normalen oder niedrigen diastolischen Werten. ISH bei älteren Menschen geht auf eine erhöhte Gefäßsteifigkeit zurück und muss behandelt werden.

Juvenile ISH: Hier ist die systolische Blutdruckerhöhung bedingt durch eine starke, aber gutartige physiologische Erhöhung oder Amplifikation der Druckwelle von der Brustaorta zum Messpunkt in der Armarterie. Betroffen sind insbesondere große, schlanke, sportliche Jugendliche und junge Männer. Es besteht kein erhöhtes Risiko und somit auch keine Indikation für eine Therapie.

Körpergröße: Neue Forschungsergebnisse zeigen einen Zusammenhang zwischen Körpergröße, Geschlecht, Herz-Kreislauf-Erkrankungen und Mortalität.

LDL-Cholesterin: LDL ist die Abkürzung für »Low Density Lipoprotein«, das heißt ein Molekül aus Fett und Protein mit niedriger Dichte. Dagegen steht HDL für »High Density Lipoprotein«, ein Molekül mit hoher Dichte.

Maskierte Hypertonie: Die maskierte Hypertonie ist das Gegenstück zur Praxishypertonie und definiert als eine Hypertonieform mit normalen Blutdruckwerten in der Praxis oder Klinik und erhöhten Werten im Alltag beziehungsweise am Arbeitsplatz außerhalb der Praxis oder Klinik.

Nächtlicher Blutdruck: Nachts fällt der Blutdruck im Schlaf deutlich ab mit den niedrigsten Werten gegen zwei bis drei Uhr. Danach steigt er wieder leicht an bis zum Aufstehen. Der selbstgemessene Blutdruck in der Nacht im Wachzustand gibt keine Auskunft über den Blutdruck im Schlaf zuvor oder danach. Die Bestimmung erfolgt mit der ambulanten Langzeitmessung über 24 Stunden.

NO: Der wichtigste köpereigene Schutzfaktor für die Gefäße ist das Stickstoffmonoxid mit chemischem Formelzeichen NO. Das Molekül aus einem Sauerstoff- und einem Stickstoffatom spielt eine entscheidende Rolle bei der Regulation der Blutgefäße.

Polyglobulie: Eine erhöhte Anzahl roter Blutkörperchen, der Erythrozyten, wird als Polyglobulie bezeichnet. Das ist prinzipiell eine harmlose Störung, die aber die Viskosität des Blutes erhöht, die Fließeigenschaft beeinträchtigt und dadurch den Blutdruck erhöhen kann.

Praxishypertonie: Praxis- oder Weißkittelhypertonie beschreibt den situationsbedingt erhöhten Blutdruck in der Praxis oder Klinik bei normalen Blutdruckwerten im Alltag.

Pulswellengeschwindigkeit: Mittels Pulswellenanalyse kann gemessen werden, wie schnell oder langsam sich die Pulswelle im Gefäßsystem ausbreitet. Elastische Arterien bremsen die Pulswelle, steife Gefäße beschleunigen sie.

Stress: Stressoren oder Stressfaktoren können zu ungesunden Stressreaktionen führen. Stress ist im Herz-Kreislaufbereich ein wichtiger Risikofaktor.

Systolischer Blutdruck: Der obere Blutdruckwert wird während der Anspannungs- und Austreibungsphase, der Systole, des Herzens gemessen. Er steigt mit zunehmendem Alter an und ist als Risikofaktor bedeutender als der diastolische Blutdruck.

Tiefenatmung: Die einfachste Entspannung geht über bewusstes und entschleunigtes Atmen. Mit der Tiefenatmung kann zum Beispiel ein erhöhter Blutdruck innerhalb von ein bis zwei Minuten deutlich gesenkt werden.

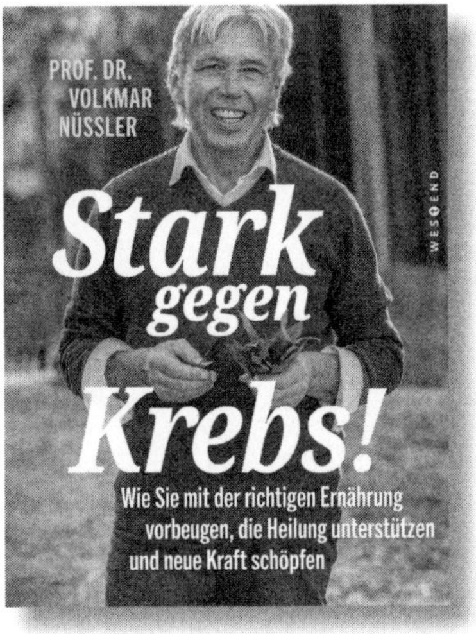

ISBN 978-3-86489-922-5
EUR 18,00 / EUA 18,50

Richtige Ernährung – nach wie vor die beste Medizin

Viele Tumorpatientinnen und -patienten stellen sich die Frage, was sie tun können, um ihre Heilung zu unterstützen. Die Ernährung spielt hierbei eine sehr große Rolle, erklärt Prof. Dr. Volkmar Nüssler anschaulich in diesem Buch. Der langjährige Leiter des Tumorzentrums München stellt neueste Erkenntnisse vor, zeigt, wie auch Gesunde mit der richtigen Ernährung vorbeugen können, und klärt gleichzeitig über Mythen bezüglich gesunder Ernährung auf. Nüssler gibt seinen Leserinnen und Lesern zudem exklusive Rezepte an die Hand, die er zusammen mit Spitzenköchen und -köchinnen entwickelt hat.

Mit über 50 Rezepten von Martin Fauster, Hans Haas, Herbert Hintner, Anna Matscher, Tohru Nakamura und Eckart Witzigmann

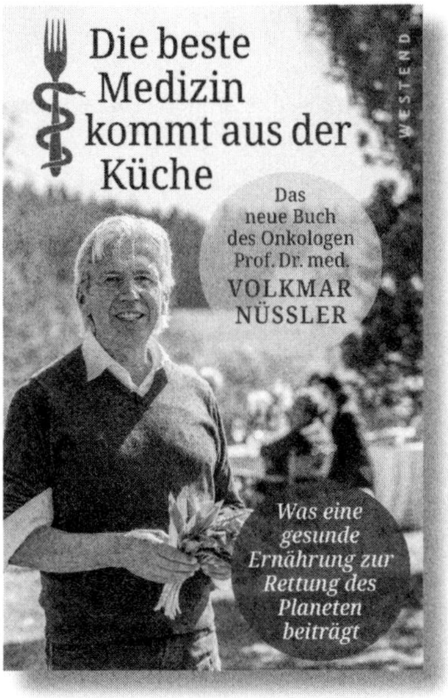

ISBN 978-3-86489-379-7
EUR 25,00 / EUA 25,70

Der erfahrene Onkologe Prof. Dr. Volkmar Nüssler richtet den Blick auf unser tägliches Essen und die heilende Kraft einer guten Ernährung. Anschaulich erklärt Volkmar Nüssler, wie wir mit Selberkochen unsere Gesundheit und den Planeten schützen können und welchen Einfluss Fleisch, Milchprodukte oder Gemüse auf unser Wohlbefinden haben. Gemeinsam mit ausgewählten Spitzenköchinnen und -köchen hat er genussvolle Rezepte zum Nachkochen entwickelt, denn die beste Medizin kommt aus der Küche.

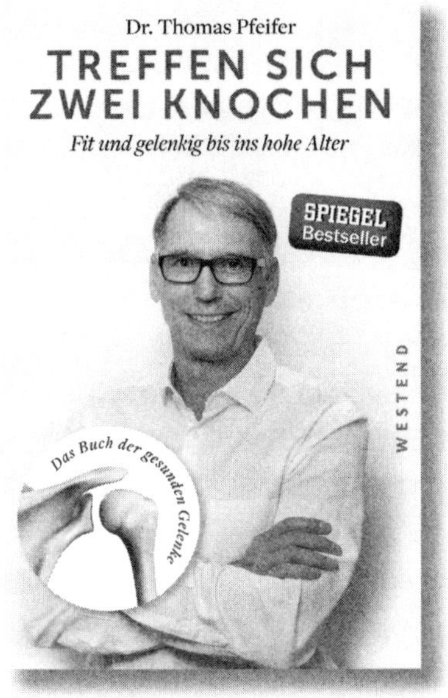

ISBN 978-3-86489-498-5
EUR 14,00 / EUA 14,40

Der Bestseller endlich als Taschenbuch!

Gehen, Sitzen, Liegen, Aufstehen, Bücken, Heben, Werfen, Laufen, Kauen, Schreiben - nichts davon funktioniert ohne Gelenke. Und nur gesunde Gelenke machen unsere erstaunliche und vielfältige Beweglichkeit zu einer schmerzfreien Angelegenheit. Doch leider sind Gelenkbeschwerden heute die Volkskrankheit Nummer 1. Der erfahrene Orthopäde Thomas Pfeifer nimmt uns mit auf eine faszinierende Entdeckungsreise durch unseren Bewegungsapparat - von der Diagnose über die Therapie bis zur Vorbeugung.